LIBRO DE COCINA VEGANA 2022

DELICIOSAS Y SABROSAS RECETAS VEGANAS PARA AYUDARLE A PERDER PESO Y AUMENTAR SU EQUILIBRIO

JUAN MONTERO

Copyright 2022

Reservados todos los derechos

Reservados todos los derechos. Ninguna parte de este libro puede ser reproducida o copiada en cualquier forma o por cualquier medio, electrónico o mecánico, incluyendo fotocopias, grabaciones o por cualquier sistema de almacenamiento y recuperación de información, sin el permiso por escrito del editor, excepto por la inclusión de breves citas en una revisión.

Advertencia-descargo de responsabilidad

El objetivo de la información de este libro es ser lo más precisa posible. El autor y el editor no tendrán responsabilidad alguna ante nadie con respecto a cualquier pérdida o daño causado, o presuntamente causado, directa o indirectamente por la información proporcionada en este libro.

Tabla de contenido

Introduccion 12

Alcachofas estofadas con vino y limón 15

. Zanahorias Asadas con Hierbas 17

Judías verdes estofadas fáciles 19

Col rizada estofada con semillas de sésamo 21

Verduras asadas en invierno 24

Tagine tradicional marroquí 26

Salteado de col china 28

Coliflor Salteada con Ajonjolí 30

Puré de zanahorias dulces 32

Hojas de nabo salteadas 34

Puré de papas Yukon Gold 36

Acelgas Salteadas Aromáticas 38

Pimientos Salteados Clásicos 40

Puré de verduras de raíz 42

. Calabaza asada 44

Champiñones Cremini Salteados 46

Espárragos asados con ajonjolí 48

Sartén de berenjenas al estilo griego 50

Arroz de coliflor keto 52

Col rizada con ajo fácil 54

Alcachofas Braseadas en Limón y Aceite de Oliva 56

Zanahorias Asadas con Ajo y Romero 57

Judías verdes estilo mediterráneo 60

Verduras de la huerta asadas 62

. Colinabo asado fácil 64

Coliflor con Salsa Tahini 66

Puré de hierbas y coliflor 68

Sartén de hongos con ajo y hierbas 70

Espárragos a la sartén 72

Puré de zanahoria con jengibre 74

Alcachofas Asadas al Estilo Mediterráneo 76

Col rizada estofada al estilo tailandés 79

Puré de colinabo sedoso 81

Espinacas Salteadas Crema 83

Colinabo Salteado Aromático 85

Repollo Estofado Clásico 87

Zanahorias Salteadas con Ajonjolí 89

Zanahorias Asadas con Salsa Tahini 91

Coliflor Asada con Hierbas 93

Puré cremoso de brócoli y romero 96

Sartén fácil de acelgas 98

Col rizada estofada en vino 100

Verduras de judías francesas 102

Puré de nabo mantecoso 104

Calabacín Salteado con Hierbas 106

Puré de batatas 108

Introduciton 112

Rajma Dal indio tradicional 115

Ensalada de frijoles rojos 117

Guiso de verduras y frijoles anasazi 119

Shakshuka fácil y abundante 122

Chile a la antigua 124

Ensalada Fácil De Lentejas Rojas 127

Ensalada de garbanzos al estilo mediterráneo 129

Estofado tradicional toscano de frijoles (Ribollita) 132

Mezcla de verduras y lentejas beluga 134

Tazones Mexicanos Para Tacos De Garbanzos 136

Indio Dal Makhani 138

Tazón de frijoles estilo mexicano 140

Minestrone italiano clásico 142

Estofado de lentejas verdes con berzas 144

Mezcla de verduras de garbanzos 146

Salsa picante de frijoles 148

Ensalada de soja al estilo chino 150

Estofado de lentejas y verduras a la antigua 153

Indio chana masala 155

Paté de frijoles rojos 157

Cuenco de lentejas marrones 159

Sopa de frijoles anasazi picante y picante 161

Ensalada de guisantes de ojos negros (Ñebbe) 163

El famoso chile de mamá 165

Ensalada Crema De Garbanzos Con Piñones 167

Cuenco Buda de Frijoles Negros 169

Guiso de garbanzos de Oriente Medio 171

Dip de Lentejas y Tomate 173

Ensalada Crema De Guisantes Verdes 175

Hummus Za'atar del Medio Oriente 178

Ensalada de Lentejas con Piñones 180

Ensalada Caliente De Frijoles Anasazi 182

Estofado tradicional de Mnazaleh 184

Crema de Lentejas Rojas Pimientas 186

Guisante de nieve con especias frito al wok 188

Chile rápido todos los días 190

Ensalada Crema De Guisantes De Ojos Negros 193

Aguacates Rellenos De Garbanzos 195

Sopa de frijol negro 197

Ensalada de lentejas beluga con hierbas 201

Ensalada de frijoles italianos 204

Tomates Rellenos De Frijoles Blancos 206

Sopa de guisantes de ojos negros de invierno 208

Empanadas de frijoles rojos 210

Hamburguesas de guisantes caseras 212

Bolas energéticas de zanahoria 214

Bocaditos crujientes de camote 216

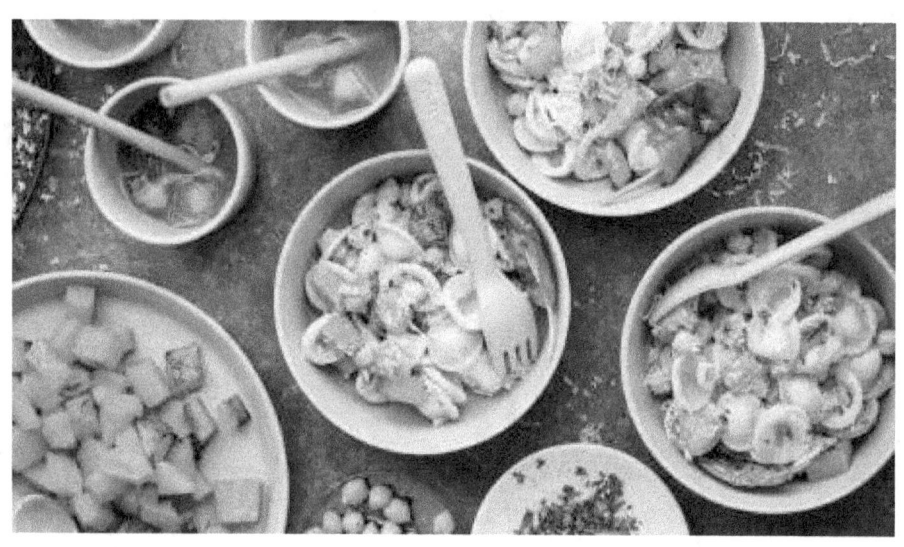

Introduccion

Hasta hace poco, cada vez más personas empezaban a abrazar el estilo de vida de la dieta basada en plantas. Es discutible qué es exactamente lo que ha atraído a decenas de millones de personas a este estilo de vida. Sin embargo, cada vez hay más pruebas que demuestran que seguir un estilo de vida basado principalmente en las plantas conduce a un mejor control del peso y de la salud en general, libre de muchas enfermedades crónicas. ¿Cuáles son los beneficios para la salud de una dieta basada en plantas? Resulta que comer a base de plantas es una de las dietas más saludables del mundo. Las dietas veganas saludables incluyen muchos productos frescos, cereales integrales, legumbres y grasas saludables como las semillas y los frutos secos. Son abundantes en antioxidantes, minerales, vitaminas y fibra dietética. Las investigaciones científicas actuales señalan que un mayor consumo de alimentos de origen vegetal se asocia a un menor riesgo de mortalidad por afecciones como las enfermedades cardiovasculares, la diabetes de tipo 2, la hipertensión y la obesidad. Los planes de alimentación veganos suelen basarse en alimentos básicos saludables, evitando los productos animales cargados de antibióticos, aditivos y hormonas. Además, el consumo de una mayor proporción de aminoácidos esenciales con proteínas animales puede ser perjudicial para la salud humana. Dado que los productos animales contienen mucha más grasa que los alimentos de origen vegetal, no es una sorpresa que los estudios hayan demostrado que los consumidores de carne tienen una tasa de obesidad nueve veces superior a la de los veganos. Esto nos lleva al siguiente punto, uno de los mayores beneficios de la dieta vegana: la pérdida de peso. Mientras que muchas personas eligen vivir una vida vegana por razones éticas, la dieta en sí misma puede ayudarte a lograr tus objetivos de pérdida de peso. Si estás luchando por cambiar de peso, puedes considerar probar una dieta basada en plantas. ¿Cómo exactamente? Como vegano, reducirá el número de alimentos con alto contenido calórico, como los productos lácteos llenos de grasa, el pescado graso, la carne de cerdo y otros alimentos que contienen colesterol, como los huevos. Intenta sustituir estos alimentos por alternativas ricas en fibra y proteínas que te mantendrán saciado durante más tiempo. La clave está en centrarse en alimentos densos en nutrientes, limpios y naturales, y evitar las calorías vacías como el azúcar, las grasas saturadas y los alimentos altamente procesados. He aquí algunos trucos que me ayudan a mantener mi peso con la dieta vegana durante años. Tomo verduras como plato principal; consumo grasas buenas con moderación -una grasa buena como el aceite de oliva no engorda-; hago ejercicio regularmente y cocino en casa. ¡Que lo disfrutes!

Alcachofas estofadas con vino y limón

(Listo en unos 35 minutos | Porciones 4)

Por porción: Calorías: 228; Grasas: 15,4 g; Carbohidratos: 19,3 g; Proteína: 7,2 g

Ingredientes

1 limón grande, recién exprimido

1 ½ libras de alcachofas, cortadas, con hojas exteriores duras y sin ahogo

2 cucharadas de hojas de menta finamente picadas

2 cucharadas de hojas de cilantro finamente picadas

2 cucharadas de hojas de albahaca finamente picadas

2 dientes de ajo picados

1/4 taza de vino blanco seco

1/4 taza de aceite de oliva extra virgen, y más para rociar

Sal marina y pimienta negra recién molida, al gusto

Direcciones

Llene un recipiente con agua y agregue el jugo de limón. Coloca las alcachofas limpias en el bol, manteniéndolas completamente sumergidas.

En otro tazón pequeño, combine bien las hierbas y el ajo. Frota tus alcachofas con la mezcla de hierbas.

Vierta el vino y el aceite de oliva en una cacerola; agregue las alcachofas a la cacerola. Encienda el fuego a fuego lento y continúe cocinando, tapado, durante unos 30 minutos hasta que las alcachofas estén tiernas pero crujientes.

Para servir, rocía las alcachofas con los jugos de la cocción, sazona con sal y pimienta negra y ¡a disfrutar!

. Zanahorias Asadas con Hierbas

(Listo en unos 25 minutos | Porciones 4)

Por porción: Calorías: 217; Grasas: 14,4 g; Carbohidratos: 22,4 g; Proteína: 2,3 g

Ingredientes

2 libras de zanahorias, cortadas y cortadas por la mitad a lo largo

4 cucharadas de aceite de oliva

1 cucharadita de ajo granulado

1 cucharadita de pimentón

Sal marina y pimienta negra recién molida

2 cucharadas de cilantro fresco picado

2 cucharadas de perejil fresco picado

2 cucharadas de cebolletas frescas picadas

Direcciones

Comience precalentando su horno a 400 grados F.

Mezcle las zanahorias con el aceite de oliva, el ajo granulado, el pimentón, la sal y la pimienta negra. Colóquelos en una sola capa sobre una bandeja para hornear forrada de pergamino.

Ase las zanahorias en el horno precalentado durante unos 20 minutos, hasta que estén tiernas.

Mezcle las zanahorias con las hierbas frescas y sirva inmediatamente. ¡Buen provecho!

Judías verdes estofadas fáciles

(Listo en unos 15 minutos | Porciones 4)

Por porción: Calorías: 207; Grasas: 14,5 g; Carbohidratos: 16,5 g; Proteína: 5,3 g

Ingredientes

4 cucharadas de aceite de oliva

1 zanahoria, cortada en palitos

1 ½ libras de ejotes, cortados

4 dientes de ajo pelados

1 laurel de bahía

1 ½ tazas de caldo de verduras

Sal marina y pimienta negra molida, al gusto

1 limón cortado en gajos

Direcciones

Calentar el aceite de oliva en una cacerola a fuego medio. Una vez calientes, fríe las zanahorias y las judías verdes durante unos 5 minutos, revolviendo periódicamente para promover una cocción uniforme.

Agregue el ajo y el laurel y continúe salteando 1 minuto más o hasta que esté fragante.

Agregue el caldo, la sal y la pimienta negra y continúe cocinando a fuego lento, tapado, durante unos 9 minutos o hasta que las judías verdes estén tiernas.

Pruebe, ajuste los condimentos y sirva con rodajas de limón. ¡Buen provecho!

Col rizada estofada con semillas de sésamo

(Listo en unos 10 minutos | Porciones 4)

Por porción: Calorías: 247; Grasas: 19,9 g; Carbohidratos: 13,9 g; Proteínas: 8,3 g

Ingredientes

1 taza de caldo de verduras

1 libra de col rizada, limpia, sin tallos duros, cortada en pedazos

4 cucharadas de aceite de oliva

6 dientes de ajo picados

1 cucharadita de pimentón

Sal kosher y pimienta negra molida, al gusto

4 cucharadas de semillas de sésamo, ligeramente tostadas

Direcciones

En una cacerola, hierva el caldo de verduras; agregue las hojas de col rizada y cocine a fuego lento. Cocine durante unos 5 minutos hasta que la col rizada se ablande; reserva.

Calienta el aceite en la misma cacerola a fuego medio. Una vez caliente, saltee el ajo durante unos 30 segundos o hasta que esté aromático.

Agregue la col rizada reservada, el pimentón, la sal y la pimienta negra y déjela cocinar durante unos minutos más o hasta que esté bien caliente.

Adorne con semillas de sésamo ligeramente tostadas y sirva inmediatamente. ¡Buen provecho!

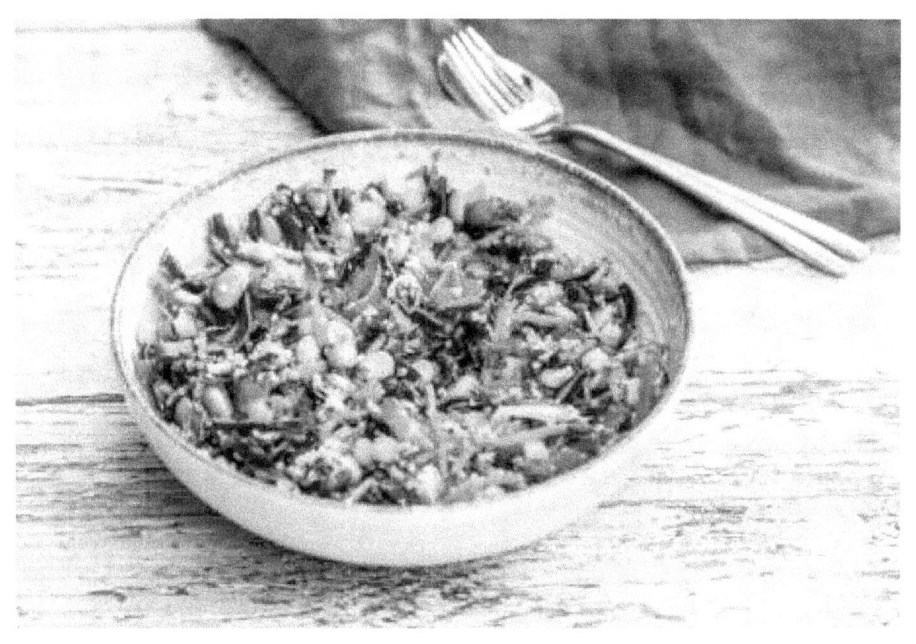

Verduras asadas en invierno

(Listo en unos 45 minutos | Porciones 4)

Por porción: Calorías: 255; Grasas: 14 g; Carbohidratos: 31 g; Proteína: 3g

Ingredientes

1/2 libra de zanahorias, cortadas en trozos de 1 pulgada

1/2 libra de chirivías, cortadas en trozos de 1 pulgada

1/2 libra de apio, cortado en trozos de 1 pulgada

1/2 libra de batatas, cortadas en trozos de 1 pulgada

1 cebolla grande, cortada en gajos

1/4 taza de aceite de oliva

1 cucharadita de hojuelas de pimiento rojo

1 cucharadita de albahaca seca

1 cucharadita de orégano seco

1 cucharadita de tomillo seco

Sal marina y pimienta negra recién molida

Direcciones

Comience precalentando su horno a 420 grados F.

Mezcle las verduras con el aceite de oliva y las especias. Colóquelos en una bandeja para hornear forrada de pergamino.

Ase durante unos 25 minutos. Revuelva las verduras y continúe cocinando durante 20 minutos más.

¡Buen provecho!

Tagine tradicional marroquí

(Listo en unos 30 minutos | Porciones 4)

Por porción: Calorías: 258; Grasas: 12,2 g; Carbohidratos: 31 g; Proteínas: 8,1 g

Ingredientes

3 cucharadas de aceite de oliva

1 chalota grande, picada

1 cucharadita de jengibre, pelado y picado

4 dientes de ajo picados

2 zanahorias medianas, cortadas y picadas

2 chirivías medianas, recortadas y picadas

2 batatas medianas, peladas y cortadas en cubos

Sal marina y pimienta negra molida, al gusto

1 cucharadita de salsa picante

1 cucharadita de fenogreco

1/2 cucharadita de azafrán

1/2 cucharadita de alcaravea

2 tomates grandes, hechos puré

4 tazas de caldo de verduras

1 limón cortado en gajos

Direcciones

En una olla, calienta el aceite de oliva a fuego medio. Una vez calientes, saltee las chalotas durante 4 a 5 minutos, hasta que estén tiernas.

Luego, saltee el jengibre y el ajo durante unos 40 segundos o hasta que estén aromáticos.

Agregue los ingredientes restantes, excepto el limón, y deje hervir. Inmediatamente encienda el fuego a fuego lento.

Deje hervir a fuego lento durante unos 25 minutos o hasta que las verduras se ablanden. ¡Sirve con rodajas de limón fresco y disfruta!

Salteado de col china

(Listo en unos 10 minutos | Porciones 3)

Por porción: Calorías: 228; Grasas: 20,7 g; Carbohidratos: 9,2 g; Proteínas: 4,4 g

Ingredientes

3 cucharadas de aceite de sésamo

1 libra de repollo chino, en rodajas

1/2 cucharadita de polvo de cinco especias chinas

Sal kosher, al gusto

1/2 cucharadita de pimienta de Sichuan

2 cucharadas de salsa de soja

3 cucharadas de semillas de sésamo, ligeramente tostadas

Direcciones

En un wok, caliente el aceite de sésamo hasta que chisporrotee. Sofreír el repollo durante unos 5 minutos.

Agregue las especias y la salsa de soja y continúe cocinando, revolviendo con frecuencia, durante unos 5 minutos más, hasta que el repollo esté crujiente, tierno y aromático.

Espolvoree semillas de sésamo por encima y sirva inmediatamente.

Coliflor Salteada con Ajonjolí

(Listo en unos 15 minutos | Porciones 4)

Por porción: Calorías: 217; Grasas: 17 g; Carbohidratos: 13,2 g; Proteínas: 7,1 g

Ingredientes

1 taza de caldo de verduras

1 ½ libras de floretes de coliflor

4 cucharadas de aceite de oliva

2 tallos de cebollín, picados

4 dientes de ajo picados

Sal marina y pimienta negra recién molida, al gusto

2 cucharadas de semillas de sésamo, ligeramente tostadas

Direcciones

En una cacerola grande, hierva el caldo de verduras; luego, agregue la coliflor y cocine por unos 6 minutos o hasta que esté tierna con un tenedor; reserva.

Luego, caliente el aceite de oliva hasta que chisporrotee; ahora, saltee las cebolletas y el ajo durante aproximadamente 1 minuto o hasta que estén tiernos y aromáticos.

Agregue la coliflor reservada, seguida de sal y pimienta negra; continúe cocinando a fuego lento durante unos 5 minutos o hasta que esté completamente caliente

Adorne con semillas de sésamo tostadas y sirva inmediatamente. ¡Buen provecho!

Puré de zanahorias dulces

(Listo en unos 25 minutos | Porciones 4)

Por porción: Calorías: 270; Grasas: 14,8 g; Carbohidratos: 29,2 g; Proteína: 4,5 g

Ingredientes

1 ½ libras de zanahorias, cortadas

3 cucharadas de mantequilla vegana

1 taza de cebolletas, en rodajas

1 cucharada de sirope de arce

1/2 cucharadita de ajo en polvo

1/2 cucharadita de pimienta gorda molida

Sal marina, al gusto

1/2 taza de salsa de soja

2 cucharadas de cilantro fresco picado

Direcciones

Cocine las zanahorias al vapor durante unos 15 minutos hasta que estén muy tiernas; escurrir bien.

En una sartén, derrita la mantequilla hasta que chisporrotee. Ahora, baje el fuego para mantener un chisporroteo insistente.

Ahora cocine las cebolletas hasta que se ablanden. Agrega el jarabe de arce, el ajo en polvo, la pimienta gorda molida, la sal y la salsa de soja durante unos 10 minutos o hasta que estén caramelizados.

Agregue las cebolletas caramelizadas a su procesador de alimentos; agregue las zanahorias y haga puré con los ingredientes hasta que todo esté bien mezclado.

Sirva adornado con el cilantro fresco. ¡Disfrutar!

Hojas de nabo salteadas

(Listo en unos 15 minutos | Porciones 4)

Por porción: Calorías: 140; Grasas: 8,8 g; Carbohidratos: 13 g; Proteínas: 4,4 g

Ingredientes

2 cucharadas de aceite de oliva

1 cebolla en rodajas

2 dientes de ajo, en rodajas

1 ½ libras de hojas de nabo limpias y picadas

1/4 taza de caldo de verduras

1/4 taza de vino blanco seco

1/2 cucharadita de orégano seco

1 cucharadita de hojuelas de perejil seco

Sal kosher y pimienta negra molida, al gusto

Direcciones

En una sartén, caliente el aceite de oliva a fuego moderadamente alto.

Ahora, sofría la cebolla de 3 a 4 minutos o hasta que esté tierna y traslúcida. Agregue el ajo y continúe cocinando durante 30 segundos más o hasta que esté aromático.

Agregue las hojas de nabo, el caldo, el vino, el orégano y el perejil; continúe salteando 6 minutos más o hasta que se hayan marchitado por completo.

Sazone con sal y pimienta negra al gusto y sirva caliente. ¡Buen provecho!

Puré de papas Yukon Gold

(Listo en unos 25 minutos | Porciones 5)

Por porción: Calorías: 221; Grasas: 7,9 g; Carbohidratos: 34,1 g; Proteínas: 4,7 g

Ingredientes

2 libras de papas Yukon Gold, peladas y cortadas en cubitos

1 diente de ajo, prensado

Sal marina y hojuelas de pimiento rojo, al gusto

3 cucharadas de mantequilla vegana

1/2 taza de leche de soja

2 cucharadas de cebolletas, en rodajas

Direcciones

Cubre las papas con una o dos pulgadas de agua fría. Cocine las patatas en agua hirviendo suavemente durante unos 20 minutos.

Luego, tritura las papas, junto con el ajo, la sal, el pimiento rojo, la mantequilla y la leche, hasta obtener la consistencia deseada.

Sirva adornado con cebolletas frescas. ¡Buen provecho!

Acelgas Salteadas Aromáticas

(Listo en unos 15 minutos | Porciones 4)

Por porción: Calorías: 124; Grasas: 6,7 g; Carbohidratos: 11,1 g; Proteína: 5g

Ingredientes

2 cucharadas de mantequilla vegana

1 cebolla picada

2 dientes de ajo, en rodajas

Sal marina y pimienta negra molida, para condimentar

1 ½ libras de acelgas, cortadas en pedazos, sin los tallos duros

1 taza de caldo de verduras

1 hoja de laurel

1 ramita de tomillo

2 ramitas de romero

1/2 cucharadita de semillas de mostaza

1 cucharadita de semillas de apio

Direcciones

En una cacerola, derrita la mantequilla vegana a fuego medio-alto.

Luego, saltee la cebolla durante unos 3 minutos o hasta que esté tierna y traslúcida; sofría el ajo durante aproximadamente 1 minuto hasta que esté aromático.

Agregue los ingredientes restantes y baje el fuego a fuego lento; déjelo hervir a fuego lento, tapado, durante unos 10 minutos o hasta que todo esté bien cocido. ¡Buen provecho!

Pimientos Salteados Clásicos

(Listo en unos 15 minutos | Porciones 2)

Por porción: Calorías: 154; Grasas: 13,7 g; Carbohidratos: 2,9 g; Proteína: 0,5 g

Ingredientes

3 cucharadas de aceite de oliva

4 pimientos morrones, sin semillas y cortados en tiras

2 dientes de ajo picados

Sal y pimienta negra recién molida, al gusto.

1 cucharadita de pimienta de cayena

4 cucharadas de vino blanco seco

2 cucharadas de cilantro fresco, picado

Direcciones

En una cacerola, calienta el aceite a fuego medio-alto.

Una vez calientes, saltee los pimientos durante unos 4 minutos o hasta que estén tiernos y fragantes. Luego, saltee el ajo durante aproximadamente 1 minuto hasta que esté aromático.

Agregue la sal, la pimienta negra y la pimienta de cayena; continúe salteando, agregando el vino, durante unos 6 minutos más hasta que estén tiernos y bien cocidos.

Pruebe y ajuste los condimentos. Cubra con cilantro fresco y sirva. ¡Buen provecho!

Puré de verduras de raíz

(Listo en unos 25 minutos | Porciones 5)

Por porción: Calorías: 207; Grasas: 9,5 g; Carbohidratos: 29,1 g; Proteína: 3g

Ingredientes

1 libra de papas rojas, peladas y cortadas en trozos

1/2 libra de chirivías, recortadas y cortadas en cubitos

1/2 libra de zanahorias, cortadas y cortadas en cubitos

4 cucharadas de mantequilla vegana

1 cucharadita de orégano seco

1/2 cucharadita de eneldo seco

1/2 cucharadita de mejorana seca

1 cucharadita de albahaca seca

Direcciones

Cubra las verduras con el agua por 1 pulgada. Llevar a ebullición y cocinar durante unos 25 minutos hasta que se ablanden; drenar.

Triture las verduras con el resto de los ingredientes, agregando líquido de cocción, según sea necesario.

¡Sirve caliente y disfruta!

. Calabaza asada

(Listo en unos 25 minutos | Porciones 4)

Por porción: Calorías: 247; Grasas: 16,5 g; Carbohidratos: 23,8 g; Proteínas: 4,3 g

Ingredientes

4 cucharadas de aceite de oliva

1/2 cucharadita de comino molido

1/2 cucharadita de pimienta gorda molida

1 ½ libras de calabaza, pelada, sin semillas y cortada en cubitos

1/4 taza de vino blanco seco

2 cucharadas de salsa de soja oscura

1 cucharadita de semillas de mostaza

1 cucharadita de pimentón

Sal marina y pimienta negra molida, al gusto

Direcciones

Comience precalentando su horno a 420 grados F. Mezcle la calabaza con los ingredientes restantes.

Ase la calabaza moscada durante unos 25 minutos o hasta que esté tierna y caramelizada.

¡Sirve caliente y disfruta!

Champiñones Cremini Salteados

(Listo en unos 10 minutos | Porciones 4)

Por porción: Calorías: 197; Grasas: 15,5 g; Carbohidratos: 8,8 g; Proteínas: 7,3 g

Ingredientes

4 cucharadas de aceite de oliva

4 cucharadas de chalotas picadas

2 dientes de ajo picados

1 ½ libras de champiñones cremini, en rodajas

1/4 taza de vino blanco seco

Sal marina y pimienta negra molida, al gusto

Direcciones

En una sartén, caliente el aceite de oliva a fuego moderadamente alto.

Ahora, saltee la chalota de 3 a 4 minutos o hasta que esté tierna y traslúcida. Agregue el ajo y continúe cocinando durante 30 segundos más o hasta que esté aromático.

Agregue los champiñones Cremini, el vino, la sal y la pimienta negra; continúe salteando 6 minutos más, hasta que los champiñones estén ligeramente dorados.

¡Buen provecho!

Espárragos asados con ajonjolí

(Listo en unos 25 minutos | Porciones 4)

Por porción: Calorías: 215; Grasas: 19,1 g; Carbohidratos: 8,8 g; Proteínas: 5,6 g

Ingredientes

1 ½ libras de espárragos, cortados

4 cucharadas de aceite de oliva extra virgen

Sal marina y pimienta negra molida, al gusto

1/2 cucharadita de orégano seco

1/2 cucharadita de albahaca seca

1 cucharadita de hojuelas de pimiento rojo, triturado

4 cucharadas de ajonjolí

2 cucharadas de cebolletas frescas, picadas

Direcciones

Comience precalentando el horno a 400 grados F. Luego, cubra una bandeja para hornear con papel pergamino.

Mezcle los espárragos con el aceite de oliva, la sal, la pimienta negra, el orégano, la albahaca y las hojuelas de pimiento rojo. Ahora, coloque sus espárragos en una sola capa en la bandeja para hornear preparada.

Ase los espárragos durante aproximadamente 20 minutos.

Espolvoree semillas de sésamo sobre los espárragos y continúe horneando 5 minutos más o hasta que los espárragos estén tiernos pero crujientes y las semillas de sésamo estén ligeramente tostadas.

Adorne con cebollino fresco y sirva caliente. ¡Buen provecho!

Sartén de berenjenas al estilo griego

(Listo en unos 15 minutos | Porciones 4)

Por porción: Calorías: 195; Grasas: 16,1 g; Carbohidratos: 13,4 g; Proteína: 2,4 g

Ingredientes

4 cucharadas de aceite de oliva

1 ½ libras de berenjena, pelada y en rodajas

1 cucharadita de ajo picado

1 tomate triturado

Sal marina y pimienta negra molida, al gusto

1 cucharadita de pimienta de cayena

1/2 cucharadita de orégano seco

1/4 de cucharadita de hoja de laurel molida

2 onzas de aceitunas Kalamata, sin hueso y en rodajas

Direcciones

Caliente el aceite en una sartén a fuego medio-alto.

Luego, saltee la berenjena durante unos 9 minutos o hasta que esté tierna.

Agregue los ingredientes restantes, cubra y continúe cocinando durante 2 a 3 minutos más o hasta que estén completamente cocidos. Sirva caliente.

Arroz de coliflor keto

(Listo en unos 10 minutos | Porciones 5)

Por porción: Calorías: 135; Grasas: 11,5 g; Carbohidratos: 7,2 g; Proteína: 2,4 g

Ingredientes

2 cabezas medianas de coliflor, sin tallos ni hojas

4 cucharadas de aceite de oliva extra virgen

4 dientes de ajo, prensados

1/2 cucharadita de hojuelas de pimiento rojo triturado

Sal marina y pimienta negra molida, al gusto

1/4 taza de perejil de hoja plana, picado

Direcciones

Pulsa la coliflor en un procesador de alimentos con la hoja en S hasta que se rompa en "arroz".

Calentar el aceite de oliva en una cacerola a fuego medio-alto. Una vez caliente, cocine el ajo hasta que esté fragante o aproximadamente 1 minuto.

Agregue el arroz de coliflor, el pimiento rojo, la sal y la pimienta negra y continúe salteando durante 7 a 8 minutos más.

Prueba, ajusta los condimentos y decora con perejil fresco. ¡Buen provecho!

Col rizada con ajo fácil

(Listo en unos 10 minutos | Porciones 4)

Por porción: Calorías: 217; Grasas: 15,4 g; Carbohidratos: 16,1 g; Proteínas: 8,6 g

Ingredientes

4 cucharadas de aceite de oliva

4 dientes de ajo picados

1 ½ libras de col rizada fresca, sin los tallos duros y las costillas, cortados en pedazos

1 taza de caldo de verduras

1/2 cucharadita de semillas de comino

1/2 cucharadita de orégano seco

1/2 cucharadita de pimentón

1 cucharadita de cebolla en polvo

Sal marina y pimienta negra molida, al gusto

Direcciones

En una cacerola, caliente el aceite de oliva a fuego moderadamente alto. Ahora, saltee el ajo durante aproximadamente 1 minuto o hasta que esté aromático.

Agregue la col rizada en tandas, agregando gradualmente el caldo de verduras; revuelva para promover una cocción uniforme.

Encienda el fuego a fuego lento, agregue las especias y déjelo cocinar de 5 a 6 minutos, hasta que las hojas de col rizada se marchiten.

¡Sirve caliente y disfruta!

Alcachofas Braseadas en Limón y Aceite de Oliva

(Listo en unos 35 minutos | Porciones 4)

Por porción: Calorías: 278; Grasas: 18,2 g; Carbohidratos: 27 g; Proteínas: 7,8 g

Ingredientes

1 ½ tazas de agua

2 limones recién exprimidos

2 libras de alcachofas, cortadas, con hojas exteriores duras y sin ahogo

1 puñado de perejil italiano fresco

2 ramitas de tomillo

2 ramitas de romero

2 hojas de laurel

2 dientes de ajo picados

1/3 taza de aceite de oliva

Sal marina y pimienta negra molida, al gusto

1/2 cucharadita de hojuelas de pimiento rojo

Direcciones

Llene un recipiente con agua y agregue el jugo de limón. Coloca las alcachofas limpias en el bol, manteniéndolas completamente sumergidas.

En otro tazón pequeño, combine bien las hierbas y el ajo. Frota tus alcachofas con la mezcla de hierbas.

Vierta el agua de limón y el aceite de oliva en una cacerola; agregue las alcachofas a la cacerola. Encienda el fuego a fuego lento y continúe cocinando, tapado, durante unos 30 minutos hasta que las alcachofas estén tiernas pero crujientes.

Para servir, rociar las alcachofas con los jugos de cocción, condimentarlas con sal, pimienta negra y hojuelas de pimiento rojo. ¡Buen provecho!

Zanahorias Asadas con Ajo y Romero

(Listo en unos 25 minutos | Porciones 4)

Por porción: Calorías: 228; Grasas: 14,2 g; Carbohidratos: 23,8 g; Proteína: 2,8 g

Ingredientes

2 libras de zanahorias, cortadas y cortadas por la mitad a lo largo

4 cucharadas de aceite de oliva

2 cucharadas de vinagre de champagne

4 dientes de ajo picados

2 ramitas de romero picadas

Sal marina y pimienta negra molida, al gusto

4 cucharadas de piñones picados

Direcciones

Comience precalentando su horno a 400 grados F.

Mezcle las zanahorias con el aceite de oliva, el vinagre, el ajo, el romero, la sal y la pimienta negra. Colóquelos en una sola capa sobre una bandeja para hornear forrada de pergamino.

Ase las zanahorias en el horno precalentado durante unos 20 minutos, hasta que estén tiernas.

Decora las zanahorias con los piñones y sirve de inmediato. ¡Buen provecho!

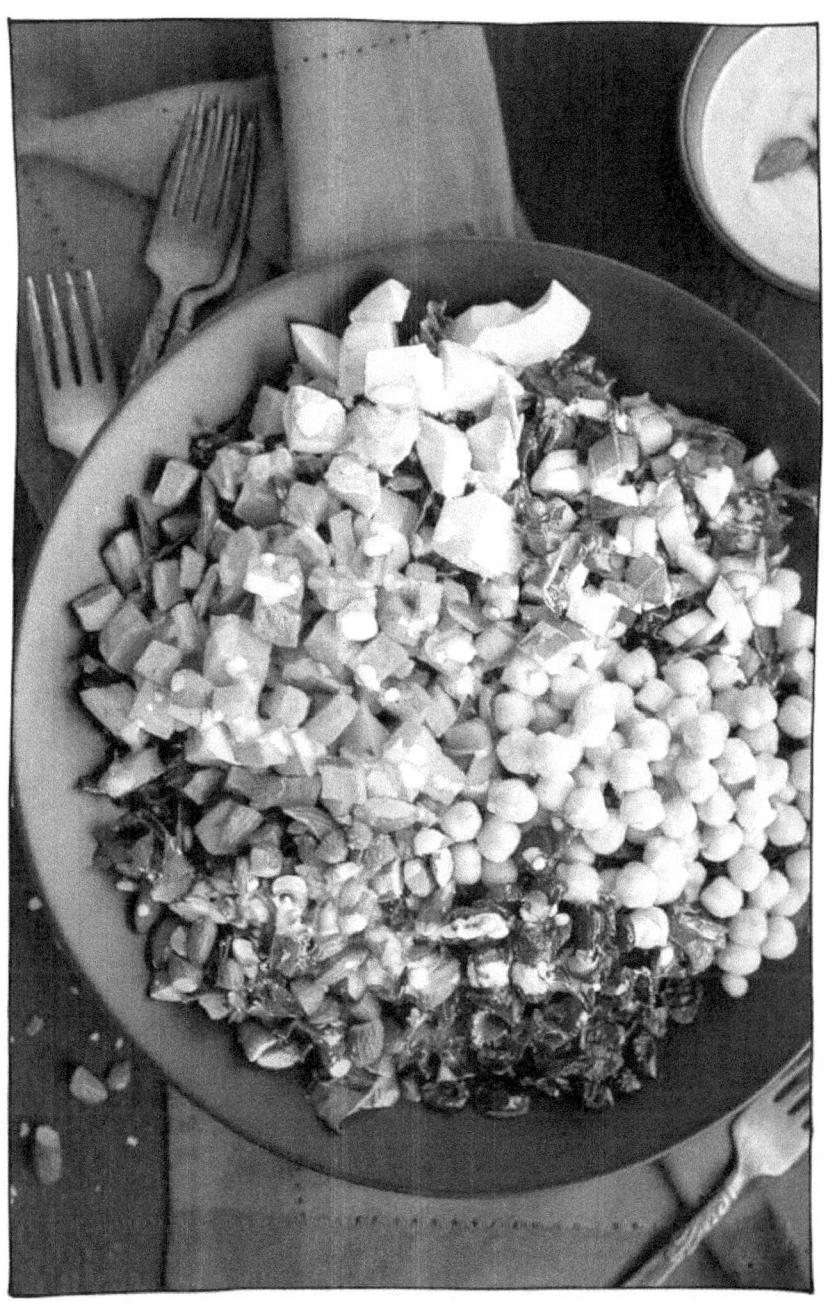

Judías verdes estilo mediterráneo

(Listo en unos 20 minutos | Porciones 4)

Por porción: Calorías: 159; Grasas: 8,8 g; Carbohidratos: 18,8 g; Proteína: 4.8g

Ingredientes

2 cucharadas de aceite de oliva

1 pimiento morrón rojo, sin semillas y cortado en cubitos

1 ½ libras de ejotes

4 dientes de ajo picados

1/2 cucharadita de semillas de mostaza

1/2 cucharadita de semillas de hinojo

1 cucharadita de eneldo seco

2 tomates, en puré

1 taza de crema de apio

1 cucharadita de mezcla de hierbas italianas

1 cucharadita de pimienta de cayena

Sal y pimienta negra recién molida

Direcciones

Calentar el aceite de oliva en una cacerola a fuego medio. Una vez calientes, fríe los pimientos y las judías verdes durante unos 5 minutos, revolviendo periódicamente para promover una cocción uniforme.

Agregue el ajo, las semillas de mostaza, las semillas de hinojo y el eneldo y continúe salteando durante 1 minuto más o hasta que esté fragante.

Agregue los tomates en puré, la crema de apio, la mezcla de hierbas italianas, la pimienta de cayena, la sal y la pimienta negra. Continúe cocinando a fuego lento, tapado, durante unos 9 minutos o hasta que las judías verdes estén tiernas.

Pruebe, ajuste los condimentos y sirva caliente. ¡Buen provecho!

Verduras de la huerta asadas

(Listo en unos 45 minutos | Porciones 4)

Por porción: Calorías: 311; Grasas: 14,1 g; Carbohidratos: 45,2 g; Proteínas: 3,9 g

Ingredientes

1 libra de calabaza, pelada y cortada en trozos de 1 pulgada

4 batatas, peladas y cortadas en trozos de 1 pulgada

1/2 taza de zanahorias, peladas y cortadas en trozos de 1 pulgada

2 cebollas medianas, cortadas en gajos

4 cucharadas de aceite de oliva

1 cucharadita de ajo granulado

1 cucharadita de pimentón

1 cucharadita de romero seco

1 cucharadita de semillas de mostaza

Sal kosher y pimienta negra recién molida, al gusto

Direcciones

Comience precalentando su horno a 420 grados F.

Mezcle las verduras con el aceite de oliva y las especias. Colóquelos en una bandeja para hornear forrada de pergamino.

Ase durante unos 25 minutos. Revuelva las verduras y continúe cocinando durante 20 minutos más.

¡Buen provecho!

. Colinabo asado fácil

(Listo en unos 30 minutos | Porciones 4)

Por ración: Calorías: 177; Grasas: 14 g; Carbohidratos: 10,5 g; Proteína: 4,5 g

Ingredientes

1 libra de bulbos de colinabo, pelados y en rodajas

4 cucharadas de aceite de oliva

1/2 cucharadita de semillas de mostaza

1 cucharadita de semillas de apio

1 cucharadita de mejorana seca

1 cucharadita de ajo granulado, picado

Sal marina y pimienta negra molida, al gusto

2 cucharadas de levadura nutricional

Direcciones

Comience precalentando su horno a 450 grados F.

Mezcle el colinabo con el aceite de oliva y las especias hasta que esté bien cubierto. Coloque el colinabo en una sola capa sobre una fuente para hornear forrada de pergamino.

Hornee el colinabo en el horno precalentado durante unos 15 minutos; revuélvalos y continúe cocinando 15 minutos más.

Espolvoree levadura nutricional sobre el colinabo tibio y sirva inmediatamente. ¡Buen provecho!

Coliflor con Salsa Tahini

(Listo en unos 10 minutos | Porciones 4)

Por porción: Calorías: 217; Grasas: 13 g; Carbohidratos: 20,3 g; Proteínas: 8,7 g

Ingredientes

1 taza de agua

2 libras de floretes de coliflor

Sal marina y pimienta negra molida, al gusto

3 cucharadas de salsa de soja

5 cucharadas de tahini

2 dientes de ajo picados

2 cucharadas de jugo de limón

Direcciones

En una cacerola grande, hierva el agua; luego, agregue la coliflor y cocine por unos 6 minutos o hasta que esté tierna con un tenedor; escurrir, sazonar con sal y pimienta y reservar.

En un tazón, combine bien la salsa de soja, el tahini, el ajo y el jugo de limón. Vierta la salsa sobre los floretes de coliflor y sirva.

¡Buen provecho!

Puré de hierbas y coliflor

(Listo en unos 25 minutos | Porciones 4)

Por ración: Calorías: 167; Grasas: 13 g; Carbohidratos: 11,3 g; Proteínas: 4,4 g

Ingredientes

1 ½ libras de floretes de coliflor

4 cucharadas de mantequilla vegana

4 dientes de ajo, en rodajas

Sal marina y pimienta negra molida, al gusto

1/4 taza de leche de avena sin azúcar

2 cucharadas de perejil fresco picado

Direcciones

Cocine al vapor los floretes de coliflor durante unos 20 minutos; déjelo a un lado para que se enfríe.

En una cacerola, derrita la mantequilla vegana a fuego moderadamente alto; ahora, saltee el ajo durante aproximadamente 1 minuto o hasta que esté aromático.

Agregue los floretes de coliflor a su procesador de alimentos y luego el ajo salteado, la sal, la pimienta negra y la leche de avena. Haz puré hasta que todo esté bien incorporado.

Adorne con hojas frescas de perejil y sirva caliente. ¡Buen provecho!

Sartén de hongos con ajo y hierbas

(Listo en unos 10 minutos | Porciones 4)

Por porción: Calorías: 207; Grasas: 15,2 g; Carbohidratos: 12,7 g; Proteínas: 9,1 g

Ingredientes

4 cucharadas de mantequilla vegana

1 ½ libras de champiñones ostra cortados a la mitad

3 dientes de ajo picados

1 cucharadita de orégano seco

1 cucharadita de romero seco

1 cucharadita de hojuelas de perejil seco

1 cucharadita de mejorana seca

1/2 taza de vino blanco seco

Sal kosher y pimienta negra molida, al gusto

Direcciones

En una sartén, caliente el aceite de oliva a fuego moderadamente alto.

Ahora, sofreír los champiñones durante 3 minutos o hasta que suelten el líquido. Agregue el ajo y continúe cocinando durante 30 segundos más o hasta que esté aromático.

Agregue las especias y continúe salteando 6 minutos más, hasta que los champiñones estén ligeramente dorados.

¡Buen provecho!

Espárragos a la sartén

(Listo en unos 10 minutos | Porciones 4)

Por porción: Calorías: 142; Grasas: 11,8 g; Carbohidratos: 7,7 g; Proteína: 5,1 g

Ingredientes

4 cucharadas de mantequilla vegana

1 ½ libras de espárragos cortados

1/2 cucharadita de semillas de comino molidas

1/4 de cucharadita de hoja de laurel, molida

Sal marina y pimienta negra molida, al gusto

1 cucharadita de jugo de limón fresco

Direcciones

Derrita la mantequilla vegana en una cacerola a fuego medio-alto.

Saltee los espárragos durante aproximadamente 3 a 4 minutos, revolviendo periódicamente para promover una cocción uniforme.

Agregue las semillas de comino, la hoja de laurel, la sal y la pimienta negra y continúe cocinando los espárragos durante 2 minutos más hasta que estén tiernos y crujientes.

Rocíe los espárragos con jugo de lima y sírvalos tibios. ¡Buen provecho!

Puré de zanahoria con jengibre

(Listo en unos 25 minutos | Porciones 4)

Por porción: Calorías: 187; Grasas: 8,4 g; Carbohidratos: 27,1 g; Proteína: 3,4 g

Ingredientes

2 libras de zanahorias, cortadas en rodajas

2 cucharadas de aceite de oliva

1 cucharadita de comino molido

Sal pimienta negra molida, al gusto

1/2 cucharadita de pimienta de cayena

1/2 cucharadita de jengibre pelado y picado

1/2 taza de leche entera

Direcciones

Comience precalentando su horno a 400 grados F.

Mezcle las zanahorias con el aceite de oliva, el comino, la sal, la pimienta negra y la pimienta de cayena. Colóquelos en una sola capa sobre una bandeja para hornear forrada de pergamino.

Ase las zanahorias en el horno precalentado durante unos 20 minutos, hasta que estén tiernas y crujientes.

Agregue las zanahorias asadas, el jengibre y la leche a su procesador de alimentos; tritura los ingredientes hasta que todo esté bien mezclado.

¡Buen provecho!

Alcachofas Asadas al Estilo Mediterráneo

(Listo en unos 50 minutos | Porciones 4)

Por porción: Calorías: 218; Grasas: 13 g; Carbohidratos: 21,4 g; Proteínas: 5,8 g

Ingredientes

4 alcachofas, cortadas, con las hojas exteriores duras y los chokes retirados, cortados por la mitad

2 limones recién exprimidos

4 cucharadas de aceite de oliva extra virgen

4 dientes de ajo picados

1 cucharadita de romero fresco

1 cucharadita de albahaca fresca

1 cucharadita de perejil fresco

1 cucharadita de orégano fresco

Sal marina en escamas y pimienta negra molida, al gusto

1 cucharadita de hojuelas de pimiento rojo

1 cucharadita de pimentón

Direcciones

Comience precalentando su horno a 395 grados F. Frote el jugo de limón por toda la superficie de sus alcachofas.

En un tazón pequeño, combine bien el ajo con hierbas y especias.

Coloque las mitades de alcachofa en una fuente para hornear forrada con papel pergamino, con el lado cortado hacia arriba. Unte las alcachofas uniformemente con el aceite de oliva. Rellena las cavidades con la mezcla de ajo y hierbas.

Hornee por unos 20 minutos. Ahora, cúbralos con papel de aluminio y hornee por 30 minutos más. ¡Sirve caliente y disfruta!

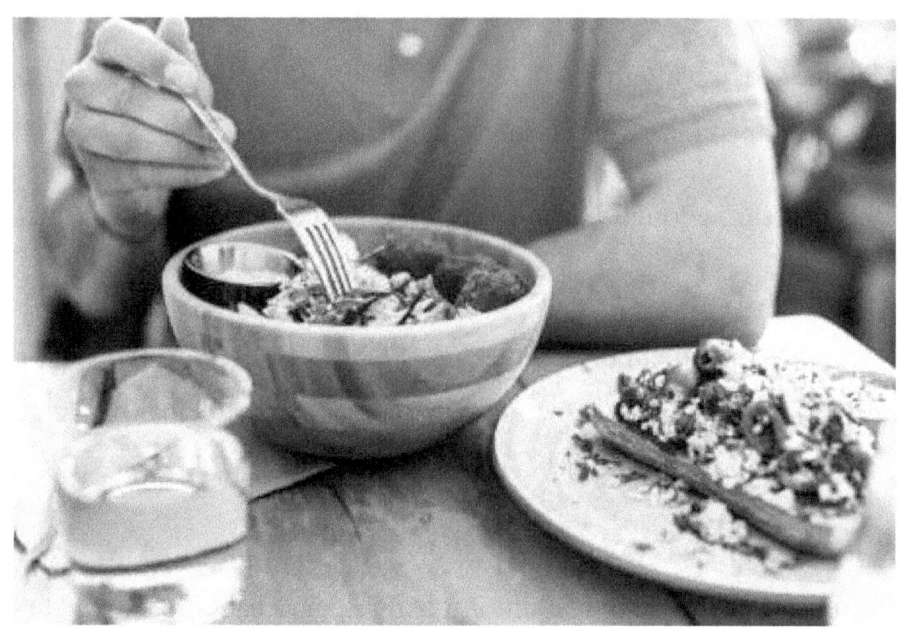

Col rizada estofada al estilo tailandés

(Listo en unos 10 minutos | Porciones 4)

Por porción: Calorías: 165; Grasas: 9,3 g; Carbohidratos: 16,5 g; Proteínas: 8,3 g

Ingredientes

1 taza de agua

1 ½ libras de col rizada, sin los tallos duros y las costillas, cortados en pedazos

2 cucharadas de aceite de sésamo

1 cucharadita de ajo fresco, prensado

1 cucharadita de jengibre, pelado y picado

1 chile tailandés, picado

1/2 cucharadita de cúrcuma en polvo

1/2 taza de leche de coco

Sal kosher y pimienta negra molida, al gusto

Direcciones

En una cacerola grande, hierva el agua rápidamente. Agregue la col rizada y déjela cocinar hasta que esté brillante, aproximadamente 3 minutos. Escurrir, enjuagar y exprimir hasta secar.

Limpiar la cacerola con toallas de papel y precalentar el aceite de sésamo a fuego moderado. Una vez caliente, cocine el ajo, el jengibre y el chile durante aproximadamente 1 minuto más o menos, hasta que estén fragantes.

Agregue la col rizada y la cúrcuma en polvo y continúe cocinando durante 1 minuto más o hasta que esté completamente caliente.

Vierta poco a poco la leche de coco, la sal y la pimienta negra; continúe cocinando a fuego lento hasta que el líquido se haya espesado. Pruebe, ajuste los condimentos y sirva caliente. ¡Buen provecho!

Puré de colinabo sedoso

(Listo en unos 30 minutos | Porciones 4)

Por porción: Calorías: 175; Grasas: 12,8 g; Carbohidratos: 12,5 g; Proteínas: 4,1 g

Ingredientes

1 ½ libras de colinabo, pelado y cortado en trozos

4 cucharadas de mantequilla vegana

Sal marina y pimienta negra recién molida, al gusto

1/2 cucharadita de semillas de comino

1/2 cucharadita de semillas de cilantro

1/2 taza de leche de soja

1 cucharadita de eneldo fresco

1 cucharadita de perejil fresco

Direcciones

Cocine el colinabo en agua hirviendo con sal hasta que esté suave, aproximadamente 30 minutos; drenar.

Haga puré el colinabo con la mantequilla vegana, la sal, la pimienta negra, las semillas de comino y las semillas de cilantro.

Triturar los ingredientes con una batidora de inmersión, añadiendo poco a poco la leche. Cubra con eneldo fresco y perejil. ¡Buen provecho!

Espinacas Salteadas Crema

(Listo en unos 15 minutos | Porciones 4)

Por porción: Calorías: 146; Grasas: 7,8 g; Carbohidratos: 15,1 g; Proteínas: 8,3 g

Ingredientes

2 cucharadas de mantequilla vegana

1 cebolla picada

1 cucharadita de ajo picado

1 ½ tazas de caldo de verduras

2 libras de espinacas, cortadas en pedazos

Sal marina y pimienta negra molida, al gusto

1/4 de cucharadita de eneldo seco

1/4 de cucharadita de semillas de mostaza

1/2 cucharadita de semillas de apio

1 cucharadita de pimienta de cayena

1/2 taza de leche de avena

Direcciones

En una cacerola, derrita la mantequilla vegana a fuego medio-alto.

Luego, saltee la cebolla durante unos 3 minutos o hasta que esté tierna y traslúcida. Luego, saltee el ajo durante aproximadamente 1 minuto hasta que esté aromático.

Agregue el caldo y las espinacas y deje hervir.

Pon el fuego a fuego lento. Agregue las especias y continúe cocinando durante 5 minutos más.

Agregue la leche y continúe cocinando por 5 minutos más. ¡Buen provecho!

Colinabo Salteado Aromático

(Listo en unos 10 minutos | Porciones 4)

Por ración: Calorías: 137; Grasas: 10,3 g; Carbohidratos: 10,7 g; Proteínas: 2,9 g

Ingredientes

3 cucharadas de aceite de sésamo

1 ½ libras de colinabo, pelado y cortado en cubos

1 cucharadita de ajo picado

1/2 cucharadita de albahaca seca

1/2 cucharadita de orégano seco

Sal marina y pimienta negra molida, al gusto

Direcciones

En una sartén antiadherente, caliente el aceite de sésamo. Una vez caliente, sofreír el colinabo durante unos 6 minutos.

Agregue el ajo, la albahaca, el orégano, la sal y la pimienta negra. Continúe cocinando de 1 a 2 minutos más.

Sirva caliente. ¡Buen provecho!

Repollo Estofado Clásico

(Listo en unos 20 minutos | Porciones 4)

Por porción: Calorías: 197; Grasas: 14,3 g; Carbohidratos: 14,8 g; Proteína: 4g

Ingredientes

4 cucharadas de aceite de sésamo

1 chalota picada

2 dientes de ajo picados

2 hojas de laurel

1 taza de caldo de verduras

1 ½ libras de repollo morado, cortado en gajos

1 cucharadita de hojuelas de pimiento rojo

Sal marina y pimienta negra, al gusto.

Direcciones

Calentar el aceite de sésamo en una cacerola a fuego medio. Una vez caliente, fríe la chalota durante 3 a 4 minutos, revolviendo periódicamente para promover una cocción uniforme.

Agregue el ajo y el laurel y continúe salteando 1 minuto más o hasta que esté fragante.

Agregue el caldo, el repollo en hojuelas de pimiento rojo, sal y pimienta negra y continúe cocinando a fuego lento, tapado, durante unos 12 minutos o hasta que el repollo se ablande.

Pruebe, ajuste los condimentos y sirva caliente. ¡Buen provecho!

Zanahorias Salteadas con Ajonjolí

(Listo en unos 10 minutos | Porciones 4)

Por porción: Calorías: 244; Grasas: 16,8 g; Carbohidratos: 22,7 g; Proteína: 3,4 g

Ingredientes

1/3 taza de caldo de verduras

2 libras de zanahorias, recortadas y cortadas en palitos

4 cucharadas de aceite de sésamo

1 cucharadita de ajo picado

Sal del Himalaya y pimienta negra recién molida, al gusto

1 cucharadita de pimienta de cayena

2 cucharadas de perejil fresco picado

2 cucharadas de ajonjolí

Direcciones

En una cacerola grande, hierva el caldo de verduras. Enciende el fuego a medio-bajo. Agregue las zanahorias y continúe cocinando, tapado, durante unos 8 minutos, hasta que las zanahorias estén tiernas pero crujientes.

Calentar el aceite de sésamo a fuego medio-alto; ahora, sofría el ajo durante 30 segundos o hasta que esté aromático. Agregue la sal, la pimienta negra y la pimienta de cayena.

En una sartén pequeña, tueste las semillas de sésamo durante 1 minuto o hasta que estén fragantes y doradas.

Para servir, decore las zanahorias salteadas con perejil y semillas de sésamo tostadas. ¡Buen provecho!

Zanahorias Asadas con Salsa Tahini

(Listo en unos 25 minutos | Porciones 4)

Por ración: Calorías: 365; Grasas: 23,8 g; Carbohidratos: 35,3 g; Proteína: 6,1 g

Ingredientes

2 ½ libras de zanahorias lavadas, cortadas y cortadas por la mitad a lo largo

4 cucharadas de aceite de oliva

Sal marina y pimienta negra molida, al gusto

Salsa:

4 cucharadas de tahini

1 cucharadita de ajo prensado

2 cucharadas de vinagre blanco

2 cucharadas de salsa de soja

1 cucharadita de mostaza deli

1 cucharadita de sirope de agave

1/2 cucharadita de semillas de comino

1/2 cucharadita de eneldo seco

Direcciones

Comience precalentando su horno a 400 grados F.

Mezcle las zanahorias con el aceite de oliva, la sal y la pimienta negra. Colóquelos en una sola capa sobre una bandeja para hornear forrada de pergamino.

Ase las zanahorias en el horno precalentado durante unos 20 minutos, hasta que estén tiernas y crujientes.

Mientras tanto, bata todos los ingredientes de la salsa hasta que estén bien combinados.

Sirve las zanahorias con la salsa para mojar. ¡Buen provecho!

Coliflor Asada con Hierbas

(Listo en unos 30 minutos | Porciones 4)

Por porción: Calorías: 175; Grasas: 14 g; Carbohidratos: 10,7 g; Proteína: 3,7 g

Ingredientes

1 ½ libras de floretes de coliflor

1/4 taza de aceite de oliva

4 dientes de ajo enteros

1 cucharada de albahaca fresca

1 cucharada de cilantro fresco

1 cucharada de orégano fresco

1 cucharada de romero fresco

1 cucharada de perejil fresco

Sal marina y pimienta negra molida, al gusto

1 cucharadita de hojuelas de pimiento rojo

Direcciones

Comience precalentando el horno a 425 grados F. Mezcle la coliflor con el aceite de oliva y colóquelos en una bandeja para hornear forrada de pergamino.

Luego, ase las cogollos de coliflor durante unos 20 minutos; mézclelos con el ajo y las especias y continúe cocinando 10 minutos más.

Sirva caliente. ¡Buen provecho!

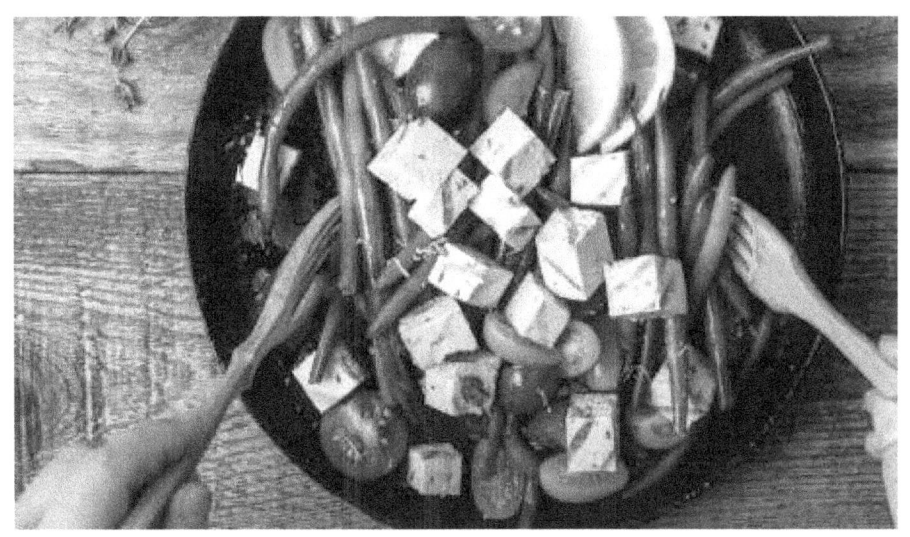

Puré cremoso de brócoli y romero

(Listo en unos 15 minutos | Porciones 4)

Por porción: Calorías: 155; Grasas: 9,8 g; Carbohidratos: 14,1 g; Proteínas: 5,7 g

Ingredientes

1 ½ libras de floretes de brócoli

3 cucharadas de mantequilla vegana

4 dientes de ajo picados

2 ramitas de romero fresco, hojas recogidas y picadas

Sal marina y pimiento rojo, al gusto

1/4 taza de leche de soya sin azúcar

Direcciones

Cocine al vapor los floretes de brócoli durante unos 10 minutos; déjelo a un lado para que se enfríe.

En una cacerola, derrita la mantequilla vegana a fuego moderadamente alto; ahora, saltee el ajo y el romero durante aproximadamente 1 minuto o hasta que estén fragantes.

Agregue los floretes de brócoli a su procesador de alimentos seguido de la mezcla de ajo / romero salteados, sal, pimienta y leche. Haz puré hasta que todo esté bien incorporado.

Adorne con algunas hierbas frescas adicionales, si lo desea, y sirva caliente. ¡Buen provecho!

Sartén fácil de acelgas

(Listo en unos 15 minutos | Porciones 4)

Por porción: Calorías: 169; Grasas: 11,1 g; Carbohidratos: 14,9 g; Proteínas: 6,3 g

Ingredientes

3 cucharadas de aceite de oliva

1 chalota, en rodajas finas

1 pimiento morrón rojo, sin semillas y cortado en cubitos

4 dientes de ajo picados

1 taza de caldo de verduras

2 libras de acelgas, sin tallos duros, cortadas en pedazos

Sal marina y pimienta negra molida, al gusto

Direcciones

En una cacerola, calienta el aceite de oliva a fuego medio-alto.

Luego, saltee la chalota y el pimiento durante unos 3 minutos o hasta que estén tiernos. Luego, saltee el ajo durante aproximadamente 1 minuto hasta que esté aromático.

Agregue el caldo y las acelgas y deje hervir. Encienda el fuego a fuego lento y continúe cocinando durante 10 minutos más.

Sazone con sal y pimienta negra al gusto y sirva caliente. ¡Buen provecho!

Col rizada estofada en vino

(Listo en unos 10 minutos | Porciones 4)

Por porción: Calorías: 205; Grasas: 11,8 g; Carbohidratos: 17,3 g; Proteínas: 7,6 g

Ingredientes

1/2 taza de agua

1 ½ libras de col rizada

3 cucharadas de aceite de oliva

4 cucharadas de cebolletas picadas

4 dientes de ajo picados

1/2 taza de vino blanco seco

1/2 cucharadita de semillas de mostaza

Sal kosher y pimienta negra molida, al gusto

Direcciones

En una cacerola grande, hierva el agua. Agregue la col rizada y déjela cocinar hasta que esté brillante, aproximadamente 3 minutos. Escurrir y exprimir hasta secar.

Limpiar la cacerola con toallas de papel y precalentar el aceite de oliva a fuego moderado. Una vez calientes, cocine las cebolletas y el ajo durante aproximadamente 2 minutos, hasta que estén fragantes.

Agregue el vino, fluído por la col rizada, semillas de mostaza, sal, pimienta negra; continúe cocinando, tapado, durante 5 minutos más o hasta que esté completamente caliente.

Sirva en tazones individuales y sirva caliente. ¡Buen provecho!

Verduras de judías francesas

(Listo en unos 10 minutos | Porciones 4)

Por porción: Calorías: 197; Grasas: 14,5 g; Carbohidratos: 14,4 g; Proteínas: 5,4 g

Ingredientes

1 ½ tazas de caldo de verduras

1 tomate Roma, hecho puré

1 ½ libras de judías verdes, recortadas

4 cucharadas de aceite de oliva

2 dientes de ajo picados

1/2 cucharadita de pimiento rojo

1/2 cucharadita de semillas de comino

1/2 cucharadita de orégano seco

Sal marina y pimienta negra recién molida, al gusto

1 cucharada de jugo de limón fresco

Direcciones

Llevar a ebullición el caldo de verduras y el puré de tomate. Agregue las Haricots Verts y déjelas cocinar durante unos 5 minutos hasta que las Haricots Verts estén tiernas y crujientes; reserva.

En una cacerola, calienta el aceite de oliva a fuego medio-alto; sofría el ajo durante 1 minuto o hasta que esté aromático.

Agregue las especias y las judías verdes reservadas; déjelo cocinar durante unos 3 minutos hasta que esté bien cocido.

Sirva con unas lloviznas de jugo de limón fresco. ¡Buen provecho!

Puré de nabo mantecoso

(Listo en unos 35 minutos | Porciones 4)

Por porción: Calorías: 187; Grasas: 13,6 g; Carbohidratos: 14 g; Proteínas: 3,6 g

Ingredientes

2 tazas de agua

1 ½ libras de nabos, pelados y cortados en trozos pequeños

4 cucharadas de mantequilla vegana

1 taza de leche de avena

2 ramitas de romero fresco, picadas

1 cucharada de perejil fresco picado

1 cucharadita de pasta de ajo y jengibre

Sal kosher y pimienta negra recién molida

1 cucharadita de hojuelas de pimiento rojo, triturado

Direcciones

Hierva el agua; encienda el fuego a fuego lento y cocine el nabo durante unos 30 minutos; drenar.

Con una batidora de inmersión, tritura los nabos con la mantequilla vegana, la leche, el romero, el perejil, la pasta de jengibre y ajo, sal, pimienta negra, hojuelas de pimiento rojo, añadiendo el líquido de cocción, si es necesario.

¡Buen provecho!

Calabacín Salteado con Hierbas

(Listo en unos 10 minutos | Porciones 4)

Por porción: Calorías: 99; Grasas: 7,4 g; Carbohidratos: 6 g; Proteínas: 4,3 g

Ingredientes

2 cucharadas de aceite de oliva

1 cebolla en rodajas

2 dientes de ajo picados

1 ½ libras de calabacín, en rodajas

Sal marina y pimienta negra recién molida, al gusto

1 cucharadita de pimienta de cayena

1/2 cucharadita de albahaca seca

1/2 cucharadita de orégano seco

1/2 cucharadita de romero seco

Direcciones

En una cacerola, calienta el aceite de oliva a fuego medio-alto.

Una vez caliente, saltee la cebolla durante unos 3 minutos o hasta que esté tierna. Luego, saltee el ajo durante aproximadamente 1 minuto hasta que esté aromático.

Agregue el calabacín, junto con las especias y continúe salteando durante 6 minutos más hasta que estén tiernos.

Pruebe y ajuste los condimentos. ¡Buen provecho!

Puré de batatas

(Listo en unos 20 minutos | Porciones 4)

Por porción: Calorías: 338; Grasas: 6,9 g; Carbohidratos: 68 g; Proteína: 3,7 g

Ingredientes

1 ½ libras de batatas, peladas y cortadas en cubitos

2 cucharadas de mantequilla vegana derretida

1/2 taza de sirope de agave

1 cucharadita de especias para pastel de calabaza

Una pizca de sal marina

1/2 taza de leche de coco

Direcciones

Cubra las batatas con una pulgada o dos de agua fría. Cocine las batatas en agua hirviendo suavemente durante unos 20 minutos; escurrir bien.

Agrega las batatas al tazón de tu procesador de alimentos; agregue la mantequilla vegana, el jarabe de agave, las especias para pastel de calabaza y la sal.

Continuar haciendo puré, agregando gradualmente la leche hasta que todo esté bien incorporado. ¡Buen provecho!

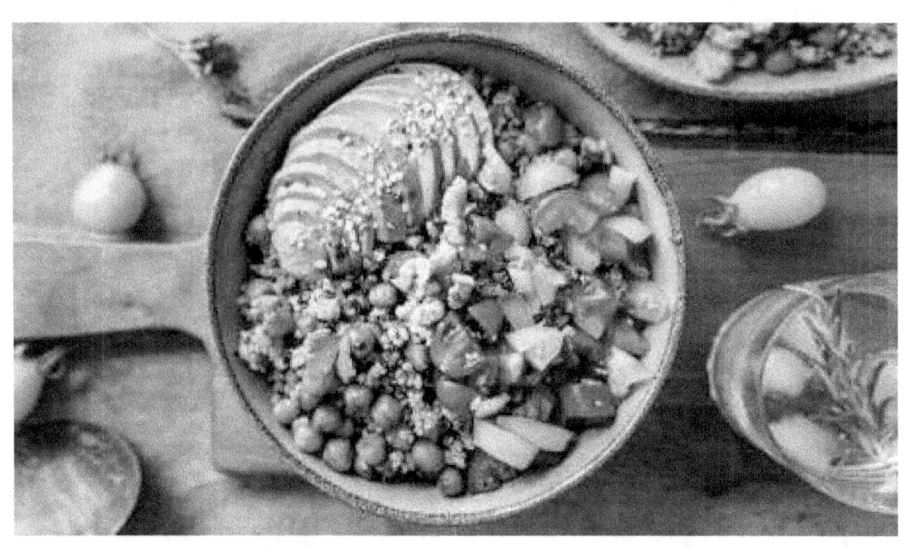

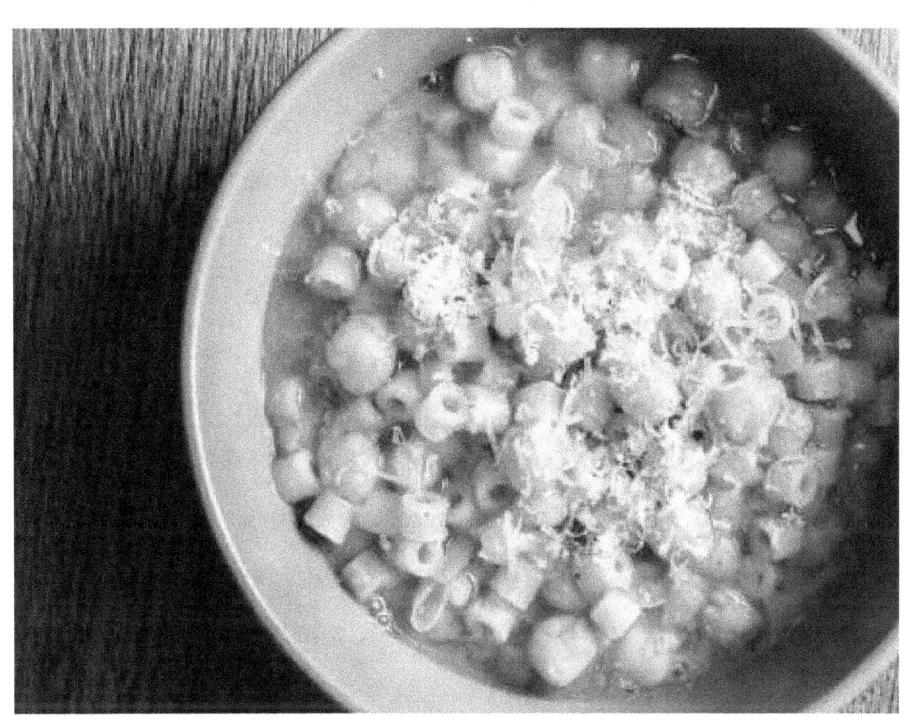

Introduciton

Hasta hace poco, cada vez más personas empezaban a abrazar el estilo de vida de la dieta basada en plantas. Es discutible qué es exactamente lo que ha atraído a decenas de millones de personas a este estilo de vida. Sin embargo, cada vez hay más pruebas que demuestran que seguir un estilo de vida basado principalmente en las plantas conduce a un mejor control del peso y de la salud en general, libre de muchas enfermedades crónicas. ¿Cuáles son los beneficios para la salud de una dieta basada en plantas? Resulta que comer a base de plantas es una de las dietas más saludables del mundo. Las dietas veganas saludables incluyen muchos productos frescos, cereales integrales, legumbres y grasas saludables como las semillas y los frutos secos. Son abundantes en antioxidantes, minerales, vitaminas y fibra dietética. Las investigaciones científicas actuales señalan que un mayor consumo de alimentos de origen vegetal se asocia a un menor riesgo de mortalidad por afecciones como las enfermedades cardiovasculares, la diabetes de tipo 2, la hipertensión y la obesidad. Los planes de alimentación veganos suelen basarse en alimentos básicos saludables, evitando los productos animales cargados de antibióticos, aditivos y hormonas. Además, el consumo de una mayor proporción de aminoácidos esenciales con proteínas animales puede ser perjudicial para la salud humana. Dado que los productos animales contienen mucha más grasa que los alimentos de origen vegetal, no es una sorpresa que los estudios hayan demostrado que los consumidores de carne tienen una tasa de obesidad nueve veces superior a la de los veganos. Esto nos lleva al siguiente punto, uno de los mayores beneficios de la dieta vegana: la pérdida de peso. Mientras que muchas personas eligen vivir una vida vegana por razones éticas, la dieta en sí misma puede ayudarte a lograr tus objetivos de pérdida de peso. Si estás luchando por cambiar de peso, puedes considerar probar una dieta basada en plantas. ¿Cómo exactamente? Como vegano, reducirá el número de alimentos con alto contenido calórico, como los productos lácteos llenos de grasa, el pescado graso, la carne de cerdo y otros alimentos que contienen colesterol, como los huevos. Intenta sustituir estos alimentos por alternativas ricas en fibra y proteínas que te mantendrán saciado durante más tiempo. La clave está en centrarse en alimentos densos en nutrientes, limpios y naturales, y evitar las calorías vacías como el azúcar, las grasas saturadas y los alimentos altamente procesados. He aquí algunos trucos que me ayudan a mantener mi peso con la dieta vegana durante años. Tomo verduras como plato principal; consumo grasas buenas con moderación -una grasa buena como el aceite de oliva no engorda-; hago ejercicio regularmente y cocino en casa. ¡Que lo disfrutes!

Rajma Dal indio tradicional

(Listo en unos 20 minutos | Porciones 4)

Por porción: Calorías: 269; Grasas: 15,2 g; Carbohidratos: 22,9 g; Proteína: 7,2 g

Ingredientes

3 cucharadas de aceite de sésamo

1 cucharadita de jengibre picado

1 cucharadita de semillas de comino

1 cucharadita de semillas de cilantro

1 cebolla grande picada

1 tallo de apio picado

1 cucharadita de ajo picado

1 taza de salsa de tomate

1 cucharadita de garam masala

1/2 cucharadita de curry en polvo

1 rama pequeña de canela

1 chile verde, sin semillas y picado

2 tazas de frijoles rojos enlatados, escurridos

2 tazas de caldo de verduras

Sal kosher y pimienta negra molida, al gusto

Direcciones

En una cacerola, calienta el aceite de sésamo a fuego medio-alto; ahora, saltee el jengibre, las semillas de comino y las semillas de cilantro hasta que estén fragantes o unos 30 segundos más o menos.

Agregue la cebolla y el apio y continúe salteando durante 3 minutos más hasta que se ablanden.

Agregue el ajo y continúe salteando por 1 minuto más.

Revuelva los ingredientes restantes en la cacerola y encienda el fuego a fuego lento. Continúe cocinando durante 10 a 12 minutos o hasta que esté completamente cocido. ¡Sirve caliente y disfruta!

Ensalada de frijoles rojos

(Listo en aproximadamente 1 hora + tiempo de enfriamiento | Porciones 6)

Por porción: Calorías: 443; Grasas: 19,2 g; Carbohidratos: 52,2 g; Proteínas: 18,1 g

Ingredientes

3/4 de libra de frijoles rojos, remojados durante la noche

2 pimientos morrones picados

1 zanahoria, cortada y rallada

3 onzas de granos de elote congelados o enlatados, escurridos

3 cucharadas colmadas de cebolletas picadas

2 dientes de ajo picados

1 chile rojo, cortado en rodajas

1/2 taza de aceite de oliva extra virgen

2 cucharadas de vinagre de sidra de manzana

2 cucharadas de jugo de limón fresco

Sal marina y pimienta negra molida, al gusto

2 cucharadas de cilantro fresco picado

2 cucharadas de perejil fresco picado

2 cucharadas de albahaca fresca picada

Direcciones

Cubra los frijoles remojados con un cambio fresco de agua fría y déjelos hervir. Déjalo hervir durante unos 10 minutos. Encienda el fuego a fuego lento y continúe cocinando durante 50 a 55 minutos o hasta que estén tiernos.

Deje que los frijoles se enfríen por completo, luego transfiéralos a una ensaladera.

Agregue los ingredientes restantes y revuelva para combinar bien. ¡Buen provecho!

Guiso de verduras y frijoles anasazi

(Listo en aproximadamente 1 hora | Porciones 3)

Por porción: Calorías: 444; Grasas: 15,8 g; Carbohidratos: 58,2 g; Proteínas: 20,2 g

Ingredientes

1 taza de frijoles Anasazi, remojados durante la noche y escurridos

3 tazas de caldo de verduras asadas

1 laurel de bahía

1 ramita de tomillo, picado

1 ramita de romero picada

3 cucharadas de aceite de oliva

1 cebolla grande picada

2 tallos de apio picados

2 zanahorias picadas

2 pimientos morrones, sin semillas y picados

1 ají verde, sin semillas y picado

2 dientes de ajo picados

Sal marina y pimienta negra molida, al gusto

1 cucharadita de pimienta de cayena

1 cucharadita de pimentón

Direcciones

En una cacerola, hierva los frijoles Anasazi y el caldo. Una vez que esté hirviendo, baje el fuego a fuego lento. Agregue el laurel, el tomillo y el romero; déjelo cocinar durante unos 50 minutos o hasta que esté tierno.

Mientras tanto, en una olla de fondo grueso, calienta el aceite de oliva a fuego medio-alto. Ahora, sofría la cebolla, el apio, las zanahorias y los pimientos durante unos 4 minutos hasta que estén tiernos.

Agregue el ajo y continúe salteando durante 30 segundos más o hasta que esté aromático.

Agregue la mezcla salteada a los frijoles cocidos. Sazone con sal, pimienta negra, pimienta de cayena y pimentón.

Continúe cocinando a fuego lento, revolviendo periódicamente, durante 10 minutos más o hasta que todo esté bien cocido. ¡Buen provecho!

Shakshuka fácil y abundante

(Listo en unos 50 minutos | Porciones 4)

Por porción: Calorías: 324; Grasas: 11,2 g; Carbohidratos: 42,2 g; Proteínas: 15,8 g

Ingredientes

2 cucharadas de aceite de oliva

1 cebolla picada

2 pimientos morrones picados

1 chile poblano, picado

2 dientes de ajo picados

2 tomates, en puré

Sal marina y pimienta negra, al gusto.

1 cucharadita de albahaca seca

1 cucharadita de hojuelas de pimiento rojo

1 cucharadita de pimentón

2 hojas de laurel

1 taza de garbanzos, remojados durante la noche, enjuagados y escurridos

3 tazas de caldo de verduras

2 cucharadas de cilantro fresco, picado

Direcciones

Calentar el aceite de oliva en una cacerola a fuego medio. Una vez caliente, cocine la cebolla, los pimientos y el ajo durante unos 4 minutos, hasta que estén tiernos y aromáticos.

Agregue los tomates puré de tomate, sal marina, pimienta negra, albahaca, pimiento rojo, pimentón y hojas de laurel.

Ponga el fuego a fuego lento y agregue los garbanzos y el caldo de verduras. Cocine por 45 minutos o hasta que esté tierno.

Pruebe y ajuste los condimentos. Vierta su shakshuka en tazones individuales y sirva adornado con el cilantro fresco. ¡Buen provecho!

Chile a la antigua

(Listo en aproximadamente 1 hora 30 minutos | Porciones 4)

Por porción: Calorías: 514; Grasas: 16,4 g; Carbohidratos: 72 g; Proteínas: 25,8g

Ingredientes

3/4 de libra de frijoles rojos, remojados durante la noche

2 cucharadas de aceite de oliva

1 cebolla picada

2 pimientos morrones picados

1 ají rojo picado

2 costillas de apio picadas

2 dientes de ajo picados

2 hojas de laurel

1 cucharadita de comino molido

1 cucharadita de tomillo picado

1 cucharadita de pimienta negra en grano

20 onzas de tomates triturados

2 tazas de caldo de verduras

1 cucharadita de pimentón ahumado

Sal marina, al gusto

2 cucharadas de cilantro fresco picado

1 aguacate, sin hueso, pelado y en rodajas

Direcciones

Cubra los frijoles remojados con un cambio fresco de agua fría y déjelos hervir. Déjalo hervir durante unos 10 minutos. Encienda el fuego a fuego lento y continúe cocinando durante 50 a 55 minutos o hasta que estén tiernos.

En una olla de fondo grueso, calienta el aceite de oliva a fuego medio. Una vez caliente, sofría la cebolla, el pimiento morrón y el apio.

Saltee el ajo, las hojas de laurel, el comino molido, el tomillo y los granos de pimienta negra durante aproximadamente 1 minuto.

Agregue los tomates cortados en cubitos, el caldo de verduras, el pimentón, la sal y los frijoles cocidos. Déjelo hervir a fuego lento, revolviendo periódicamente, durante 25 a 30 minutos o hasta que esté bien cocido.

Sirva adornado con cilantro fresco y aguacate. ¡Buen provecho!

Ensalada Fácil De Lentejas Rojas

(Listo en unos 20 minutos + tiempo de enfriamiento | Porciones 3)

Por porción: Calorías: 295; Grasas: 18,8 g; Carbohidratos: 25,2 g; Proteínas: 8,5 g

Ingredientes

1/2 taza de lentejas rojas, remojadas durante la noche y escurridas

1 ½ tazas de agua

1 ramita de romero

1 hoja de laurel

1 taza de tomates uva, cortados por la mitad

1 pepino, en rodajas finas

1 pimiento morrón, en rodajas finas

1 diente de ajo picado

1 cebolla, finamente rebanada

2 cucharadas de jugo de lima fresco

4 cucharadas de aceite de oliva

Sal marina y pimienta negra molida, al gusto

Direcciones

Agrega las lentejas rojas, el agua, el romero y la hoja de laurel en una cacerola y lleva a ebullición a fuego alto. Luego, baje el fuego a fuego lento y continúe cocinando durante 20 minutos o hasta que estén tiernos.

Coloca las lentejas en una ensaladera y déjalas enfriar por completo.

Agregue los ingredientes restantes y revuelva para combinar bien. Sirve a temperatura ambiente o bien frío.

¡Buen provecho!

Ensalada de garbanzos al estilo mediterráneo

(Listo en unos 40 minutos + tiempo de enfriamiento | Porciones 4)

Por porción: Calorías: 468; Grasas: 12,5 g; Carbohidratos: 73 g; Proteínas: 21,8 g

Ingredientes

2 tazas de garbanzos, remojados durante la noche y escurridos

1 pepino persa, en rodajas

1 taza de tomates cherry, cortados por la mitad

1 pimiento morrón rojo, sin semillas y en rodajas

1 pimiento verde, sin semillas y en rodajas

1 cucharadita de mostaza deli

1 cucharadita de semillas de cilantro

1 cucharadita de chile jalapeño, picado

1 cucharada de jugo de limón fresco

1 cucharada de vinagre balsámico

1/4 taza de aceite de oliva extra virgen

Sal marina y pimienta negra molida, al gusto

2 cucharadas de cilantro fresco picado

2 cucharadas de aceitunas Kalamata, sin hueso y en rodajas

Direcciones

Coloca los garbanzos en una olla; cubra los garbanzos con agua por 2 pulgadas. Déjelo hervir.

Inmediatamente encienda el fuego a fuego lento y continúe cocinando durante unos 40 minutos o hasta que estén tiernos.

Transfiera sus garbanzos a una ensaladera. Agregue los ingredientes restantes y revuelva para combinar bien. ¡Buen provecho!

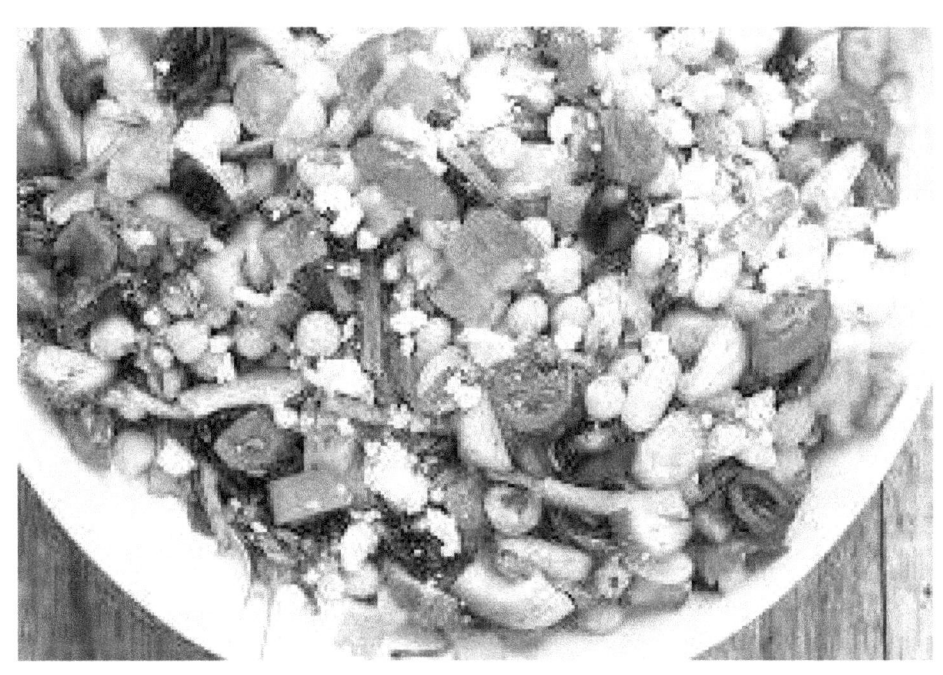

Estofado tradicional toscano de frijoles (Ribollita)

(Listo en unos 25 minutos | Porciones 5)

Por porción: Calorías: 388; Grasas: 10,3 g; Carbohidratos: 57,3 g; Proteínas: 19,5 g

Ingredientes

3 cucharadas de aceite de oliva

1 puerro mediano picado

1 apio con hojas, picado

1 calabacín, cortado en cubitos

1 pimiento italiano, en rodajas

3 dientes de ajo machacados

2 hojas de laurel

Sal kosher y pimienta negra molida, al gusto

1 cucharadita de pimienta de cayena

1 lata (28 onzas) de tomates, triturados

2 tazas de caldo de verduras

2 latas (de 15 onzas) de frijoles Great Northern, escurridos

2 tazas de col rizada Lacinato, cortada en trozos

1 taza de crostini

Direcciones

En una olla de fondo grueso, calienta el aceite de oliva a fuego medio. Una vez caliente, sofría el puerro, el apio, el calabacín y la pimienta durante unos 4 minutos.

Saltee el ajo y las hojas de laurel durante aproximadamente 1 minuto.

Agregue las especias, los tomates, el caldo y los frijoles enlatados. Déjelo hervir a fuego lento, revolviendo ocasionalmente, durante unos 15 minutos o hasta que esté bien cocido.

Agregue la col rizada Lacinato y continúe cocinando a fuego lento, revolviendo ocasionalmente, durante 4 minutos.

Sirva adornado con crostini. ¡Buen provecho!

Mezcla de verduras y lentejas beluga

(Listo en unos 25 minutos | Porciones 5)

Por porción: Calorías: 382; Grasas: 9,3 g; Carbohidratos: 59 g; Proteínas: 17,2 g

Ingredientes

3 cucharadas de aceite de oliva

1 cebolla picada

2 pimientos morrones, sin semillas y picados

1 zanahoria, cortada y picada

1 chirivía, cortada y picada

1 cucharadita de jengibre picado

2 dientes de ajo picados

Sal marina y pimienta negra molida, al gusto

1 calabacín grande, cortado en cubitos

1 taza de salsa de tomate

1 taza de caldo de verduras

1 ½ tazas de lentejas beluga, remojadas durante la noche y escurridas

2 tazas de acelgas

Direcciones

En un horno holandés, caliente el aceite de oliva hasta que chisporrotee. Ahora sofríe la cebolla, el pimiento morrón, la zanahoria y la chirivía, hasta que se ablanden.

Agregue el jengibre y el ajo y continúe salteando 30 segundos más.

Ahora, agregue la sal, la pimienta negra, el calabacín, la salsa de tomate, el caldo de verduras y las lentejas; déjelo hervir a fuego lento durante unos 20 minutos hasta que todo esté bien cocido.

Agregue la acelga; tapar y dejar hervir a fuego lento durante 5 minutos más. ¡Buen provecho!

Tazones Mexicanos Para Tacos De Garbanzos

(Listo en unos 15 minutos | Porciones 4)

Por porción: Calorías: 409; Grasas: 13,5 g; Carbohidratos: 61,3 g; Proteínas: 13,8 g

Ingredientes

2 cucharadas de aceite de sésamo

1 cebolla morada picada

1 chile habanero, picado

2 dientes de ajo machacados

2 pimientos morrones, sin semillas y cortados en cubitos

Sal marina y pimienta negra molida

1/2 cucharadita de orégano mexicano

1 cucharadita de comino molido

2 tomates maduros, hechos puré

1 cucharadita de azúcar morena

16 onzas de garbanzos enlatados, escurridos

4 tortillas de harina (de 8 pulgadas)

2 cucharadas de cilantro fresco, picado

Direcciones

En una sartén grande, caliente el aceite de sésamo a fuego moderadamente alto. Luego, saltee las cebollas de 2 a 3 minutos o hasta que estén tiernas.

Agregue los pimientos y el ajo y continúe salteando durante 1 minuto o hasta que estén fragantes.

Agregue las especias, los tomates y el azúcar morena y deje hervir. Inmediatamente encienda el fuego a fuego lento, agregue los garbanzos enlatados y déjelo cocinar durante 8 minutos más o hasta que esté completamente caliente.

Tuesta tus tortillas y acomódalas con la mezcla de garbanzos preparada.

Cubra con cilantro fresco y sirva inmediatamente. ¡Buen provecho!

Indio Dal Makhani

(Listo en unos 20 minutos | Porciones 6)

Por porción: Calorías: 329; Grasas: 8,5 g; Carbohidratos: 44,1 g; Proteínas: 16,8 g

Ingredientes

3 cucharadas de aceite de sésamo

1 cebolla grande picada

1 pimiento morrón, sin semillas y picado

2 dientes de ajo picados

1 cucharada de jengibre rallado

2 chiles verdes, sin semillas y picados

1 cucharadita de semillas de comino

1 laurel de bahía

1 cucharadita de cúrcuma en polvo

1/4 de cucharadita de pimientos rojos

1/4 de cucharadita de pimienta gorda molida

1/2 cucharadita de garam masala

1 taza de salsa de tomate

4 tazas de caldo de verduras

1 ½ tazas de lentejas negras, remojadas durante la noche y escurridas

4-5 hojas de curry, para guarnición h

Direcciones

En una cacerola, calienta el aceite de sésamo a fuego medio-alto; ahora, sofría la cebolla y el pimiento morrón por 3 minutos más hasta que se ablanden.

Agregue el ajo, el jengibre, los chiles verdes, las semillas de comino y el laurel; continúe salteando, revolviendo con frecuencia, durante 1 minuto o hasta que esté fragante.

Agregue los ingredientes restantes, excepto las hojas de curry. Ahora, enciende el fuego a fuego lento. Continúe cocinando durante 15 minutos más o hasta que esté completamente cocido.

¡Decore con hojas de curry y sirva caliente!

Tazón de frijoles estilo mexicano

(Listo en aproximadamente 1 hora + tiempo de enfriamiento | Porciones 6)

Por porción: Calorías: 465; Grasas: 17,9 g; Carbohidratos: 60,4 g; Proteínas: 20,2 g

Ingredientes

1 libra de frijoles rojos, remojados durante la noche y escurridos

1 taza de granos de maíz enlatados, escurridos

2 pimientos morrones asados, en rodajas

1 ají, finamente picado

1 taza de tomates cherry, cortados por la mitad

1 cebolla morada picada

1/4 taza de cilantro fresco, picado

1/4 taza de perejil fresco picado

1 cucharadita de orégano mexicano

1/4 taza de vinagre de vino tinto

2 cucharadas de jugo de limón fresco

1/3 taza de aceite de oliva extra virgen

Sal marina y negra molida, al gusto

1 aguacate, pelado, sin hueso y en rodajas

Direcciones

Cubra los frijoles remojados con un cambio fresco de agua fría y déjelos hervir. Déjalo hervir durante unos 10 minutos. Encienda el fuego a fuego lento y continúe cocinando durante 50 a 55 minutos o hasta que estén tiernos.

Deje que los frijoles se enfríen por completo, luego transfiéralos a una ensaladera.

Agregue los ingredientes restantes y revuelva para combinar bien. Sirve a temperatura ambiente.

¡Buen provecho!

Minestrone italiano clásico

(Listo en unos 30 minutos | Porciones 5)

Por porción: Calorías: 305; Grasas: 8,6 g; Carbohidratos: 45,1 g; Proteínas: 14,2 g

Ingredientes

2 cucharadas de aceite de oliva

1 cebolla grande, cortada en cubitos

2 zanahorias en rodajas

4 dientes de ajo picados

1 taza de pasta de codo

5 tazas de caldo de verduras

1 lata (15 onzas) de frijoles blancos, escurridos

1 calabacín grande, cortado en cubitos

1 lata (28 onzas) de tomates, triturados

1 cucharada de hojas frescas de orégano, picadas

1 cucharada de hojas de albahaca fresca, picadas

1 cucharada de perejil italiano fresco, picado

Direcciones

En un horno holandés, caliente el aceite de oliva hasta que chisporrotee. Ahora, sofría la cebolla y las zanahorias hasta que se ablanden.

Agrega el ajo, la pasta cruda y el caldo; déjelo hervir a fuego lento durante unos 15 minutos.

Agregue los frijoles, el calabacín, los tomates y las hierbas. Continúe cocinando, tapado, durante unos 10 minutos hasta que todo esté bien cocido.

Adorne con algunas hierbas adicionales, si lo desea. ¡Buen provecho!

Estofado de lentejas verdes con berzas

(Listo en unos 30 minutos | Porciones 5)

Por porción: Calorías: 415; Grasas: 6,6 g; Carbohidratos: 71 g; Proteínas: 18,4 g

Ingredientes

2 cucharadas de aceite de oliva

1 cebolla picada

2 batatas, peladas y cortadas en cubitos

1 pimiento morrón picado

2 zanahorias picadas

1 chirivía picada

1 apio picado

2 dientes de ajo

1 ½ tazas de lentejas verdes

1 cucharada de mezcla de hierbas italianas

1 taza de salsa de tomate

5 tazas de caldo de verduras

1 taza de elote congelado

1 taza de berza, cortada en pedazos

Direcciones

En un horno holandés, caliente el aceite de oliva hasta que chisporrotee. Ahora, sofría la cebolla, las batatas, el pimiento morrón, las zanahorias, la chirivía y el apio hasta que se ablanden.

Agregue el ajo y continúe salteando 30 segundos más.

Ahora, agregue las lentejas verdes, la mezcla de hierbas italianas, la salsa de tomate y el caldo de verduras; déjelo hervir a fuego lento durante unos 20 minutos hasta que todo esté bien cocido.

Agregue el maíz congelado y las hojas de berza; tapar y dejar hervir a fuego lento durante 5 minutos más. ¡Buen provecho!

Mezcla de verduras de garbanzos

(Listo en unos 30 minutos | Porciones 4)

Por porción: Calorías: 369; Grasas: 18,1 g; Carbohidratos: 43,5 g; Proteínas: 13,2 g

Ingredientes

2 cucharadas de aceite de oliva

1 cebolla finamente picada

1 pimiento morrón picado

1 bulbo de hinojo, picado

3 dientes de ajo picados

2 tomates maduros, hechos puré

2 cucharadas de perejil fresco picado

2 cucharadas de albahaca fresca, picada

2 cucharadas de cilantro fresco, picado

2 tazas de caldo de verduras

14 onzas de garbanzos enlatados, escurridos

Sal kosher y pimienta negra molida, al gusto

1/2 cucharadita de pimienta de cayena

1 cucharadita de pimentón

1 aguacate, pelado y en rodajas

Direcciones

En una olla de fondo grueso, calienta el aceite de oliva a fuego medio. Una vez caliente, sofría la cebolla, el pimiento morrón y el bulbo de hinojo durante unos 4 minutos.

Saltee el ajo durante aproximadamente 1 minuto o hasta que esté aromático.

Agregue los tomates, las hierbas frescas, el caldo, los garbanzos, la sal, la pimienta negra, la pimienta de cayena y el pimentón. Déjelo hervir a fuego lento, revolviendo ocasionalmente, durante unos 20 minutos o hasta que esté bien cocido.

Pruebe y ajuste los condimentos. Sirve adornado con las rodajas de aguacate fresco. ¡Buen provecho!

Salsa picante de frijoles

(Listo en unos 30 minutos | Porciones 10)

Por porción: Calorías: 175; Grasas: 4,7 g; Carbohidratos: 24,9 g; Proteínas: 8,8 g

Ingredientes

2 latas (de 15 onzas) de frijoles Great Northern, escurridos

2 cucharadas de aceite de oliva

2 cucharadas de salsa Sriracha

2 cucharadas de levadura nutricional

4 onzas de queso crema vegano

1/2 cucharadita de pimentón

1/2 cucharadita de pimienta de cayena

1/2 cucharadita de comino molido

Sal marina y pimienta negra molida, al gusto

4 onzas de totopos

Direcciones

Comience precalentando su horno a 360 grados F.

Pulsa todos los ingredientes, excepto los totopos, en tu procesador de alimentos hasta alcanzar la consistencia deseada.

Hornee su salsa en el horno precalentado durante unos 25 minutos o hasta que esté caliente.

¡Sirve con totopos y disfruta!

Ensalada de soja al estilo chino

(Listo en unos 10 minutos | Porciones 4)

Por porción: Calorías: 265; Grasas: 13,7 g; Carbohidratos: 21 g; Proteína: 18g

Ingredientes

1 lata (15 onzas) de soja, escurrida

1 taza de rúcula

1 taza de espinacas tiernas

1 taza de col verde, rallada

1 cebolla, finamente rebanada

1/2 cucharadita de ajo picado

1 cucharadita de jengibre picado

1/2 cucharadita de mostaza deli

2 cucharadas de salsa de soja

1 cucharada de vinagre de arroz

1 cucharada de jugo de lima

2 cucharadas de tahini

1 cucharadita de sirope de agave

Direcciones

En una ensaladera, coloque la soja, la rúcula, la espinaca, el repollo y la cebolla; revuelva para combinar.

En un plato pequeño para mezclar, bata los ingredientes restantes para el aderezo.

Aliñe su ensalada y sirva inmediatamente. ¡Buen provecho!

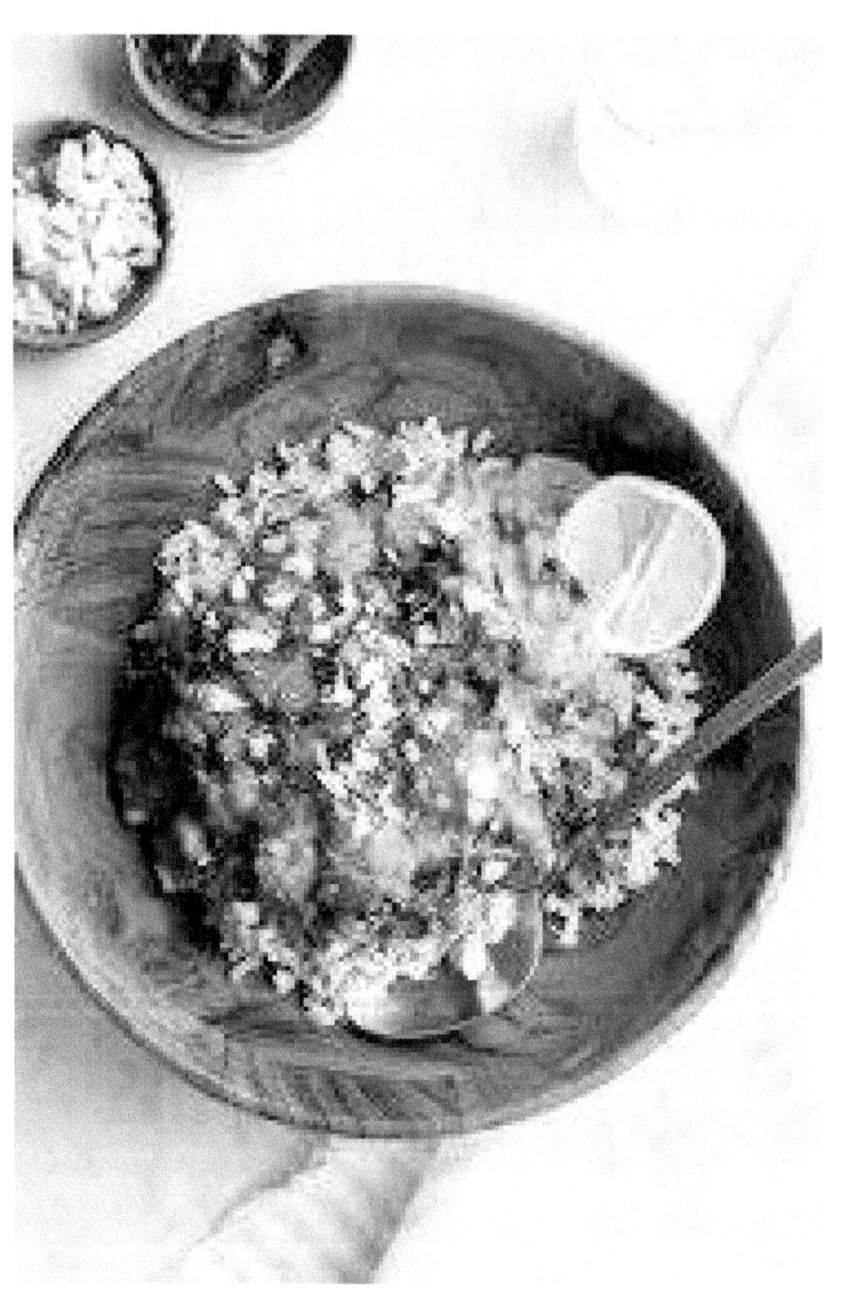

Estofado de lentejas y verduras a la antigua

(Listo en unos 25 minutos | Porciones 5)

Por porción: Calorías: 475; Grasas: 17,3 g; Carbohidratos: 61,4 g; Proteínas: 23,7 g

Ingredientes

3 cucharadas de aceite de oliva

1 cebolla grande picada

1 zanahoria picada

1 pimiento, cortado en cubitos

1 chile habanero, picado

3 dientes de ajo picados

Sal kosher y pimienta negra, al gusto

1 cucharadita de comino molido

1 cucharadita de pimentón ahumado

1 lata (28 onzas) de tomates, triturados

2 cucharadas de salsa de tomate

4 tazas de caldo de verduras

3/4 de libra de lentejas rojas secas, remojadas durante la noche y escurridas

1 aguacate en rodajas

Direcciones

En una olla de fondo grueso, calienta el aceite de oliva a fuego medio. Una vez caliente, sofría la cebolla, la zanahoria y los pimientos durante unos 4 minutos.

Saltee el ajo durante aproximadamente 1 minuto más o menos.

Agregue las especias, los tomates, la salsa de tomate, el caldo y las lentejas enlatadas. Déjelo hervir a fuego lento, revolviendo ocasionalmente, durante unos 20 minutos o hasta que esté bien cocido.

Sirve adornado con las rodajas de aguacate. ¡Buen provecho!

Indio chana masala

(Listo en unos 15 minutos | Porciones 4)

Por porción: Calorías: 305; Grasas: 17,1 g; Carbohidratos: 30,1 g; Proteína: 9,4 g

Ingredientes

1 taza de tomates, en puré

1 chile de Cachemira, picado

1 chalota grande, picada

1 cucharadita de jengibre fresco, pelado y rallado

4 cucharadas de aceite de oliva

2 dientes de ajo picados

1 cucharadita de semillas de cilantro

1 cucharadita de garam masala

1/2 cucharadita de cúrcuma en polvo

Sal marina y pimienta negra molida, al gusto

1/2 taza de caldo de verduras

16 onzas de garbanzos enlatados

1 cucharada de jugo de limón fresco

Direcciones

En su licuadora o procesador de alimentos, mezcle los tomates, el chile de Cachemira, la chalota y el jengibre en una pasta.

En una cacerola, calienta el aceite de oliva a fuego medio. Una vez caliente, cocine la pasta preparada y el ajo durante unos 2 minutos.

Agregue las especias restantes, el caldo y los garbanzos. Pon el fuego a fuego lento. Continúe cocinando a fuego lento durante 8 minutos más o hasta que esté bien cocido.

Retirar del fuego. Rocíe jugo de limón fresco sobre la parte superior de cada porción. ¡Buen provecho!

Paté de frijoles rojos

(Listo en unos 10 minutos | Porciones 8)

Por porción: Calorías: 135; Grasas: 12,1 g; Carbohidratos: 4,4 g; Proteína: 1,6 g

Ingredientes

2 cucharadas de aceite de oliva

1 cebolla picada

1 pimiento morrón picado

2 dientes de ajo picados

2 tazas de frijoles rojos, hervidos y escurridos

1/4 taza de aceite de oliva

1 cucharadita de mostaza molida en piedra

2 cucharadas de perejil fresco picado

2 cucharadas de albahaca fresca picada

Sal marina y pimienta negra molida, al gusto

Direcciones

En una cacerola, calienta el aceite de oliva a fuego medio-alto. Ahora, cocine la cebolla, el pimiento y el ajo hasta que estén tiernos o aproximadamente 3 minutos.

Agrega la mezcla salteada a tu licuadora; agregue los ingredientes restantes. Haga puré con los ingredientes en su licuadora o procesador de alimentos hasta que estén suaves y cremosos.

¡Buen provecho!

Cuenco de lentejas marrones

(Listo en unos 20 minutos + tiempo de enfriamiento | Porciones 4)

Por porción: Calorías: 452; Grasas: 16,6 g; Carbohidratos: 61,7 g; Proteínas: 16,4 g

Ingredientes

1 taza de lentejas marrones, remojadas durante la noche y escurridas

3 tazas de agua

2 tazas de arroz integral cocido

1 calabacín, cortado en cubitos

1 cebolla morada picada

1 cucharadita de ajo picado

1 pepino en rodajas

1 pimiento en rodajas

4 cucharadas de aceite de oliva

1 cucharada de vinagre de arroz

2 cucharadas de jugo de limón

2 cucharadas de salsa de soja

1/2 cucharadita de orégano seco

1/2 cucharadita de comino molido

Sal marina y pimienta negra molida, al gusto

2 tazas de rúcula

2 tazas de lechuga romana, cortada en trozos

Direcciones

Agregue las lentejas marrones y el agua a una cacerola y deje hervir a fuego alto. Luego, baje el fuego a fuego lento y continúe cocinando durante 20 minutos o hasta que estén tiernos.

Coloca las lentejas en una ensaladera y déjalas enfriar por completo.

Agregue los ingredientes restantes y revuelva para combinar bien. Sirve a temperatura ambiente o bien frío. ¡Buen provecho!

Sopa de frijoles anasazi picante y picante

(Listo en aproximadamente 1 hora 10 minutos | Porciones 5)

Por porción: Calorías: 352; Grasas: 8,5 g; Carbohidratos: 50,1 g; Proteínas: 19,7 g

Ingredientes

2 tazas de frijoles Anasazi, remojados durante la noche, escurridos y enjuagados

8 tazas de agua

2 hojas de laurel

3 cucharadas de aceite de oliva

2 cebollas medianas, picadas

2 pimientos morrones picados

1 chile habanero, picado

3 dientes de ajo, prensados o picados

Sal marina y pimienta negra molida, al gusto

Direcciones

En una olla de sopa, hierva los frijoles Anasazi y el agua. Una vez que esté hirviendo, baje el fuego a fuego lento. Agregue las hojas de laurel y déjela cocinar durante aproximadamente 1 hora o hasta que estén tiernas.

Mientras tanto, en una olla de fondo grueso, calienta el aceite de oliva a fuego medio-alto. Ahora, sofría la cebolla, los pimientos y el ajo durante unos 4 minutos hasta que estén tiernos.

Agregue la mezcla salteada a los frijoles cocidos. Sazone con sal y pimienta negro.

Continúe cocinando a fuego lento, revolviendo periódicamente, durante 10 minutos más o hasta que todo esté bien cocido. ¡Buen provecho!

Ensalada de guisantes de ojos negros (Ñebbe)

(Listo en aproximadamente 1 hora | Porciones 5)

Por porción: Calorías: 471; Grasas: 17,5 g; Carbohidratos: 61,5 g; Proteínas: 20,6 g

Ingredientes

2 tazas de guisantes de ojo negro secos, remojados durante la noche y escurridos

2 cucharadas de hojas de albahaca picadas

2 cucharadas de hojas de perejil picadas

1 chalota picada

1 pepino en rodajas

2 pimientos morrones, sin semillas y cortados en cubitos

1 ají Scotch Bonnet, sin semillas y finamente picado

1 taza de tomates cherry, cortados en cuartos

Sal marina y pimienta negra molida, al gusto

2 cucharadas de jugo de lima fresco

1 cucharada de vinagre de sidra de manzana

1/4 taza de aceite de oliva extra virgen

1 aguacate, pelado, sin hueso y en rodajas

Direcciones

Cubra los guisantes de ojos negros con agua por 2 pulgadas y déjelos hervir suavemente. Déjelo hervir durante unos 15 minutos.

Luego, encienda el fuego a fuego lento durante unos 45 minutos. Déjalo enfriar completamente.

Coloque los guisantes de ojo negro en una ensaladera. Agregue la albahaca, el perejil, la chalota, el pepino, los pimientos, los tomates cherry, la sal y la pimienta negra.

En un tazón, bata el jugo de limón, el vinagre y el aceite de oliva.

Aliñar la ensalada, decorar con aguacate fresco y servir de inmediato. ¡Buen provecho!

El famoso chile de mamá

(Listo en aproximadamente 1 hora 30 minutos | Porciones 5)

Por porción: Calorías: 455; Grasas: 10,5 g; Carbohidratos: 68,6 g; Proteínas: 24,7 g

Ingredientes

1 libra de frijoles negros rojos, remojados durante la noche y escurridos

3 cucharadas de aceite de oliva

1 cebolla morada grande, cortada en cubitos

2 pimientos morrones, cortados en cubitos

1 chile poblano, picado

1 zanahoria grande, cortada y cortada en cubitos

2 dientes de ajo picados

2 hojas de laurel

1 cucharadita de granos de pimienta mezclados

Sal kosher y pimienta de cayena, al gusto

1 cucharada de pimentón

2 tomates maduros, hechos puré

2 cucharadas de salsa de tomate

3 tazas de caldo de verduras

Direcciones

Cubra los frijoles remojados con un cambio fresco de agua fría y déjelos hervir. Déjalo hervir durante unos 10 minutos. Encienda el fuego a fuego lento y continúe cocinando durante 50 a 55 minutos o hasta que estén tiernos.

En una olla de fondo grueso, calienta el aceite de oliva a fuego medio. Una vez caliente, sofreír la cebolla, los pimientos y la zanahoria.

Sofría el ajo durante unos 30 segundos o hasta que esté aromático.

Agregue los ingredientes restantes junto con los frijoles cocidos. Déjelo hervir a fuego lento, revolviendo periódicamente, durante 25 a 30 minutos o hasta que esté bien cocido.

Deseche las hojas de laurel, colóquelas en tazones individuales y sírvalas calientes.

Ensalada Crema De Garbanzos Con Piñones

(Listo en unos 10 minutos | Porciones 4)

Por porción: Calorías: 386; Grasas: 22,5 g; Carbohidratos: 37,2 g; Proteínas: 12,9 g

Ingredientes

16 onzas de garbanzos enlatados, escurridos

1 cucharadita de ajo picado

1 chalota picada

1 taza de tomates cherry, cortados por la mitad

1 pimiento morrón, sin semillas y en rodajas

1/4 taza de albahaca fresca picada

1/4 taza de perejil fresco picado

1/2 taza de mayonesa vegana

1 cucharada de jugo de limón

1 cucharadita de alcaparras, escurridas

Sal marina y pimienta negra molida, al gusto

2 onzas de piñones

Direcciones

Coloque los garbanzos, las verduras y las hierbas en una ensaladera.

Agregue la mayonesa, el jugo de limón, las alcaparras, la sal y la pimienta negra. Revuelve para combinar.

Cubra con piñones y sirva inmediatamente. ¡Buen provecho!

Cuenco Buda de Frijoles Negros

(Listo en aproximadamente 1 hora | Porciones 4)

Por ración: Calorías: 365; Grasas: 14,1 g; Carbohidratos: 45,6 g; Proteínas: 15,5 g

Ingredientes

1/2 libra de frijoles negros, remojados durante la noche y escurridos

2 tazas de arroz integral cocido

1 cebolla mediana, en rodajas finas

1 taza de pimiento morrón, sin semillas y en rodajas

1 chile jalapeño, sin semillas y en rodajas

2 dientes de ajo picados

1 taza de rúcula

1 taza de espinacas tiernas

1 cucharadita de ralladura de lima

1 cucharada de mostaza de Dijon

1/4 taza de vinagre de vino tinto

1/4 taza de aceite de oliva extra virgen

2 cucharadas de sirope de agave

Sal marina en escamas y pimienta negra molida, al gusto

1/4 taza de perejil italiano fresco, picado

Direcciones

Cubra los frijoles remojados con un cambio fresco de agua fría y déjelos hervir. Déjalo hervir durante unos 10 minutos. Encienda el fuego a fuego lento y continúe cocinando durante 50 a 55 minutos o hasta que estén tiernos.

Para servir, divida los frijoles y el arroz en platos hondos; cubra con las verduras.

En una fuente pequeña, combine bien la ralladura de lima, la mostaza, el vinagre, el aceite de oliva, el jarabe de agave, la sal y la pimienta. Rocíe la vinagreta sobre la ensalada.

Adorne con perejil italiano fresco. ¡Buen provecho!

Guiso de garbanzos de Oriente Medio

(Listo en unos 20 minutos | Porciones 4)

Por porción: Calorías: 305; Grasas: 11,2 g; Carbohidratos: 38,6 g; Proteínas: 12,7 g

Ingredientes

1 cebolla picada

1 ají picado

2 dientes de ajo picados

1 cucharadita de semillas de mostaza

1 cucharadita de semillas de cilantro

1 hoja de laurel

1/2 taza de puré de tomate

2 cucharadas de aceite de oliva

1 apio con hojas, picado

2 zanahorias medianas, cortadas y picadas

2 tazas de caldo de verduras

1 cucharadita de comino molido

1 ramita de canela pequeña

16 onzas de garbanzos enlatados, escurridos

2 tazas de acelgas, cortadas en trozos

Direcciones

En su licuadora o procesador de alimentos, mezcle la cebolla, el ají, el ajo, las semillas de mostaza, las semillas de cilantro, la hoja de laurel y el puré de tomate hasta obtener una pasta.

En una olla, caliente el aceite de oliva hasta que chisporrotee. Ahora, cocine el apio y las zanahorias durante unos 3 minutos o hasta que se ablanden. Agregue la pasta y continúe cocinando durante 2 minutos más.

Luego, agregue el caldo de verduras, el comino, la canela y los garbanzos; ponlo a fuego lento.

Encienda el fuego a fuego lento y déjelo cocinar durante 6 minutos; Incorpore las acelgas y continúe cocinando de 4 a 5 minutos más o hasta que las hojas se marchiten. ¡Sirve caliente y disfruta!

Dip de Lentejas y Tomate

(Listo en unos 10 minutos | Porciones 8)

Por porción: Calorías: 144; Grasas: 4,5 g; Carbohidratos: 20,2 g; Proteínas: 8,1 g

Ingredientes

16 onzas de lentejas, hervidas y escurridas

4 cucharadas de tomates secos, picados

1 taza de pasta de tomate

4 cucharadas de tahini

1 cucharadita de mostaza molida en piedra

1 cucharadita de comino molido

1/4 de cucharadita de hoja de laurel molida

1 cucharadita de hojuelas de pimiento rojo

Sal marina y pimienta negra molida, al gusto

Direcciones

Mezcle todos los ingredientes en su licuadora o procesador de alimentos hasta alcanzar la consistencia deseada.

Coloque en su refrigerador hasta que esté listo para servir.

Sirva con rebanadas de pita tostadas o palitos de verduras. ¡Disfrutar!

Ensalada Crema De Guisantes Verdes

(Listo en unos 10 minutos + tiempo de enfriamiento | Porciones 6)

Por porción: Calorías: 154; Grasas: 6,7 g; Carbohidratos: 17,3 g; Proteínas: 6,9 g

Ingredientes

2 latas (14.5 onzas) de guisantes verdes, escurridos

1/2 taza de mayonesa vegana

1 cucharadita de mostaza de Dijon

2 cucharadas de cebolletas picadas

2 pepinillos picados

1/2 taza de champiñones marinados, picados y escurridos

1/2 cucharadita de ajo picado

Sal marina y pimienta negra molida, al gusto

Direcciones

Coloque todos los ingredientes en una ensaladera. Revuelva suavemente para combinar.

Coloque la ensalada en su refrigerador hasta que esté lista para servir.

¡Buen provecho!

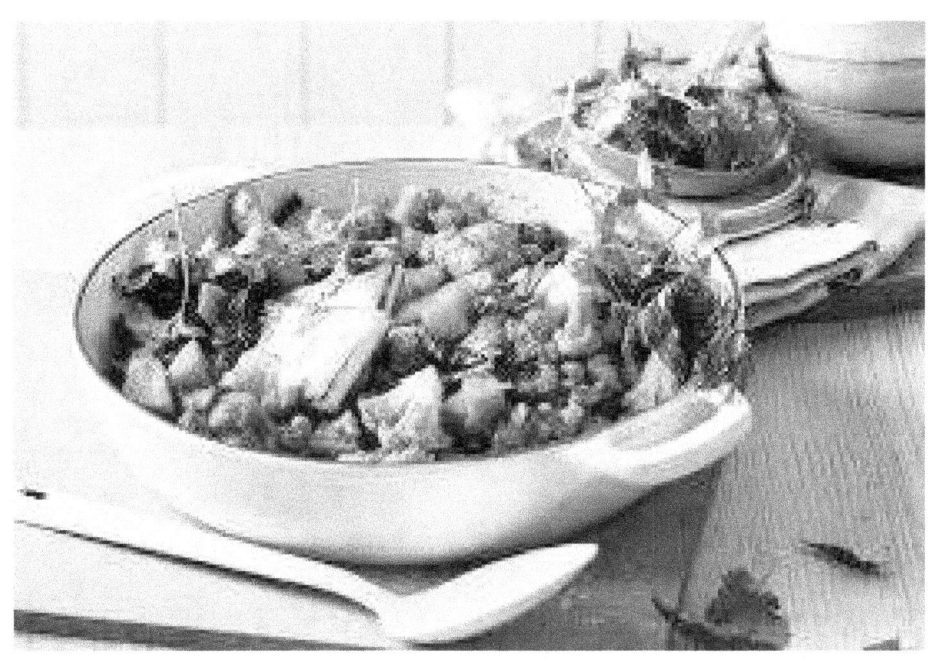

Hummus Za'atar del Medio Oriente

(Listo en unos 10 minutos | Porciones 8)

Por porción: Calorías: 140; Grasas: 8,5 g; Carbohidratos: 12,4 g; Proteínas: 4,6 g

Ingredientes

10 onzas de garbanzos, hervidos y escurridos

1/4 taza de tahini

2 cucharadas de aceite de oliva extra virgen

2 cucharadas de tomates secos, picados

1 limón recién exprimido

2 dientes de ajo picados

Sal kosher y pimienta negra molida, al gusto

1/2 cucharadita de pimentón ahumado

1 cucharadita de Za'atar

Direcciones

Mezcle todos los ingredientes en su procesador de alimentos hasta que estén cremosos y uniformes.

Coloque en su refrigerador hasta que esté listo para servir.

¡Buen provecho!

Ensalada de Lentejas con Piñones

(Listo en unos 20 minutos + tiempo de enfriamiento | Porciones 3)

Por porción: Calorías: 332; Grasas: 19,7 g; Carbohidratos: 28,2 g; Proteína: 12,2 g

Ingredientes

1/2 taza de lentejas marrones

1 ½ tazas de caldo de verduras

1 zanahoria, cortada en palitos

1 cebolla pequeña picada

1 pepino en rodajas

2 dientes de ajo picados

3 cucharadas de aceite de oliva extra virgen

1 cucharada de vinagre de vino tinto

2 cucharadas de jugo de limón

2 cucharadas de albahaca picada

2 cucharadas de perejil picado

2 cucharadas de cebolletas picadas

Sal marina y pimienta negra molida, al gusto

2 cucharadas de piñones, picados

Direcciones

Agregue las lentejas marrones y el caldo de verduras a una cacerola y deje hervir a fuego alto. Luego, baje el fuego a fuego lento y continúe cocinando durante 20 minutos o hasta que estén tiernos.

Coloca las lentejas en una ensaladera.

Agregue las verduras y revuelva para combinar bien. En un tazón, bata el aceite, el vinagre, el jugo de limón, la albahaca, el perejil, el cebollín, la sal y la pimienta negra.

Adereza tu ensalada, decora con piñones y sírvela a temperatura ambiente. ¡Buen provecho!

Ensalada Caliente De Frijoles Anasazi

(Listo en aproximadamente 1 hora | Porciones 5)

Por porción: Calorías: 482; Grasas: 23,1 g; Carbohidratos: 54,2 g; Proteínas: 17,2 g

Ingredientes

2 tazas de frijoles Anasazi, remojados durante la noche, escurridos y enjuagados

6 tazas de agua

1 chile poblano, picado

1 cebolla picada

1 taza de tomates cherry, cortados por la mitad

2 tazas de lechugas mixtas, en trozos

Vendaje:

1 cucharadita de ajo picado

1/2 taza de aceite de oliva extra virgen

1 cucharada de jugo de limón

2 cucharadas de vinagre de vino tinto

1 cucharada de mostaza molida en piedra

1 cucharada de salsa de soja

1/2 cucharadita de orégano seco

1/2 cucharadita de albahaca seca

Sal marina y pimienta negra molida, para degustar

Direcciones

En una cacerola, hierva los frijoles Anasazi y el agua. Una vez que hierva, baje el fuego a fuego lento y déjelo cocinar durante aproximadamente 1 hora o hasta que esté tierno.

Escurre los frijoles cocidos y colócalos en una ensaladera; agregue los otros ingredientes de la ensalada.

Luego, en un tazón pequeño, bata todos los ingredientes del aderezo hasta que estén bien mezclados. Viste tu ensalada y revuelve para combinar. ¡Sirve a temperatura ambiente y disfruta!

Estofado tradicional de Mnazaleh

(Listo en unos 25 minutos | Porciones 4)

Por porción: Calorías: 439; Grasas: 24 g; Carbohidratos: 44,9 g; Proteínas: 13,5 g

Ingredientes

4 cucharadas de aceite de oliva

1 cebolla picada

1 berenjena grande, pelada y cortada en cubitos

1 taza de zanahorias picadas

2 dientes de ajo picados

2 tomates grandes, hechos puré

1 cucharadita de condimento Baharat

2 tazas de caldo de verduras

14 onzas de garbanzos enlatados, escurridos

Sal kosher y pimienta negra molida, al gusto

1 aguacate mediano, sin hueso, pelado y en rodajas

Direcciones

En una olla de fondo grueso, calienta el aceite de oliva a fuego medio. Una vez caliente, sofreír la cebolla, la berenjena y las zanahorias durante unos 4 minutos.

Saltee el ajo durante aproximadamente 1 minuto o hasta que esté aromático.

Agregue los tomates, el condimento Baharat, el caldo y los garbanzos enlatados. Déjelo hervir a fuego lento, revolviendo ocasionalmente, durante unos 20 minutos o hasta que esté bien cocido.

Condimentar con sal y pimienta. Sirve adornado con rodajas de aguacate fresco. ¡Buen provecho!

Crema de Lentejas Rojas Pimientas

(Listo en unos 25 minutos | Porciones 9)

Por porción: Calorías: 193; Grasas: 8,5 g; Carbohidratos: 22,3 g; Proteínas: 8,5 g

Ingredientes

1 ½ tazas de lentejas rojas, remojadas durante la noche y escurridas

4 ½ tazas de agua

1 ramita de romero

2 hojas de laurel

2 pimientos asados, sin semillas y cortados en cubitos

1 chalota picada

2 dientes de ajo picados

1/4 taza de aceite de oliva

2 cucharadas de tahini

Sal marina y pimienta negra molida, al gusto

Direcciones

Agrega las lentejas rojas, el agua, el romero y las hojas de laurel en una cacerola y lleva a ebullición a fuego alto. Luego, baje el fuego a fuego lento y continúe cocinando durante 20 minutos o hasta que estén tiernos.

Coloca las lentejas en un procesador de alimentos.

Agrega el resto de los ingredientes y procesa hasta que todo esté bien incorporado.

¡Buen provecho!

Guisante de nieve con especias frito al wok

(Listo en unos 10 minutos | Porciones 4)

Por porción: Calorías: 196; Grasas: 8,7 g; Carbohidratos: 23 g; Proteínas: 7,3 g

Ingredientes

2 cucharadas de aceite de sésamo

1 cebolla picada

1 zanahoria, cortada y picada

1 cucharadita de pasta de ajo y jengibre

1 libra de guisantes de nieve

Pimienta de Sichuan, al gusto

1 cucharadita de salsa Sriracha

2 cucharadas de salsa de soja

1 cucharada de vinagre de arroz

Direcciones

Calentar el aceite de sésamo en un wok hasta que chisporrotee. Ahora, sofríe la cebolla y la zanahoria durante 2 minutos o hasta que estén tiernas y crujientes.

Agregue la pasta de jengibre y ajo y continúe cocinando durante 30 segundos más.

Agregue los guisantes y saltee a fuego alto durante aproximadamente 3 minutos hasta que estén ligeramente carbonizados.

Luego, agregue la pimienta, la Sriracha, la salsa de soja y el vinagre de arroz y saltee durante 1 minuto más. ¡Sirve inmediatamente y disfruta!

Chile rápido todos los días

(Listo en unos 35 minutos | Porciones 5)

Por porción: Calorías: 345; Grasas: 8,7 g; Carbohidratos: 54,5 g; Proteínas: 15,2 g

Ingredientes

2 cucharadas de aceite de oliva

1 cebolla grande picada

1 apio con hojas, cortado y cortado en cubitos

1 zanahoria, cortada y cortada en cubitos

1 camote, pelado y cortado en cubitos

3 dientes de ajo picados

1 chile jalapeño, picado

1 cucharadita de pimienta de cayena

1 cucharadita de semillas de cilantro

1 cucharadita de semillas de hinojo

1 cucharadita de pimentón

2 tazas de tomates guisados, triturados

2 cucharadas de salsa de tomate

2 cucharaditas de gránulos de caldo vegano

1 taza de agua

1 taza de crema de cebolla

2 libras de frijoles pintos enlatados, escurridos

1 lima en rodajas

Direcciones

En una olla de fondo grueso, calienta el aceite de oliva a fuego medio. Una vez caliente, sofría la cebolla, el apio, la zanahoria y el boniato durante unos 4 minutos.

Saltee el ajo y el chile jalapeño durante aproximadamente 1 minuto más o menos.

Agregue las especias, los tomates, la salsa de tomate, los gránulos de caldo vegano, el agua, la crema de cebolla y los frijoles enlatados. Déjelo hervir a fuego lento, revolviendo ocasionalmente, durante unos 30 minutos o hasta que esté bien cocido.

Sirve adornado con las rodajas de lima. ¡Buen provecho!

Ensalada Crema De Guisantes De Ojos Negros

(Listo en aproximadamente 1 hora | Porciones 5)

Por porción: Calorías: 325; Grasas: 8,6 g; Carbohidratos: 48,2 g; Proteínas: 17,2 g

Ingredientes

1 ½ tazas de guisantes de ojo negro, remojados durante la noche y escurridos

4 tallos de cebollín, en rodajas

1 zanahoria cortada en juliana

1 taza de col verde, rallada

2 pimientos morrones, sin semillas y picados

2 tomates medianos, cortados en cubitos

1 cucharada de tomates secos, picados

1 cucharadita de ajo picado

1/2 taza de mayonesa vegana

1 cucharada de jugo de lima

1/4 taza de vinagre de vino blanco

Sal marina y pimienta negra molida, al gusto

Direcciones

Cubra los guisantes de ojos negros con agua por 2 pulgadas y déjelos hervir suavemente. Déjelo hervir durante unos 15 minutos.

Luego, encienda el fuego a fuego lento durante unos 45 minutos. Déjalo enfriar completamente.

Coloque los guisantes de ojo negro en una ensaladera. Agregue los ingredientes restantes y revuelva para combinar bien. ¡Buen provecho!

Aguacates Rellenos De Garbanzos

(Listo en unos 10 minutos | Porciones 4)

Por porción: Calorías: 205; Grasas: 15,2 g; Carbohidratos: 16,8 g; Proteínas: 4,1 g

Ingredientes

2 aguacates, sin hueso y cortados por la mitad

1/2 limón recién exprimido

4 cucharadas de cebolletas picadas

1 diente de ajo picado

1 tomate mediano picado

1 pimiento morrón, sin semillas y picado

1 ají rojo, sin semillas y picado

2 onzas de garbanzos, hervidos o cocidos, escurridos

Sal kosher y pimienta negra molida, al gusto

Direcciones

Coloque sus aguacates en una fuente para servir. Rocíe el jugo de limón sobre cada aguacate.

En un tazón, revuelva suavemente los ingredientes restantes para el relleno hasta que estén bien incorporados.

Rellena los aguacates con la mezcla preparada y sirve de inmediato. ¡Buen provecho!

Sopa de frijol negro

(Listo en aproximadamente 1 hora 50 minutos | Porciones 4)

Por porción: Calorías: 505; Grasas: 11,6 g; Carbohidratos: 80,3 g; Proteínas: 23,2 g

Ingredientes

2 tazas de frijoles negros, remojados durante la noche y escurridos

1 ramita de tomillo

2 cucharadas de aceite de coco

2 cebollas picadas

1 costilla de apio picada

1 zanahoria, pelada y picada

1 pimiento italiano, sin semillas y picado

1 ají, sin semillas y picado

4 dientes de ajo, prensados o picados

Sal marina y pimienta negra recién molida, al gusto

1/2 cucharadita de comino molido

1/4 de cucharadita de hoja de laurel molida

1/4 de cucharadita de pimienta gorda molida

1/2 cucharadita de albahaca seca

4 tazas de caldo de verduras

1/4 taza de cilantro fresco, picado

2 onzas de totopos

Direcciones

En una olla para sopa, hierva los frijoles y 6 tazas de agua. Una vez que esté hirviendo, baje el fuego a fuego lento. Agregue la ramita de tomillo y déjela cocinar durante aproximadamente 1 hora 30 minutos o hasta que esté tierna.

Mientras tanto, en una olla de fondo grueso, caliente el aceite a fuego medio-alto. Ahora, sofría la cebolla, el apio, la zanahoria y los pimientos durante unos 4 minutos hasta que estén tiernos.

Luego, saltee el ajo durante aproximadamente 1 minuto o hasta que esté fragante.

Agregue la mezcla salteada a los frijoles cocidos. Luego, agregue la sal, la pimienta negra, el comino, la hoja de laurel molida, la pimienta de Jamaica molida, la albahaca seca y el caldo de verduras.

Continúe cocinando a fuego lento, revolviendo periódicamente, durante 15 minutos más o hasta que todo esté bien cocido.

Adorne con cilantro fresco y totopos. ¡Buen provecho!

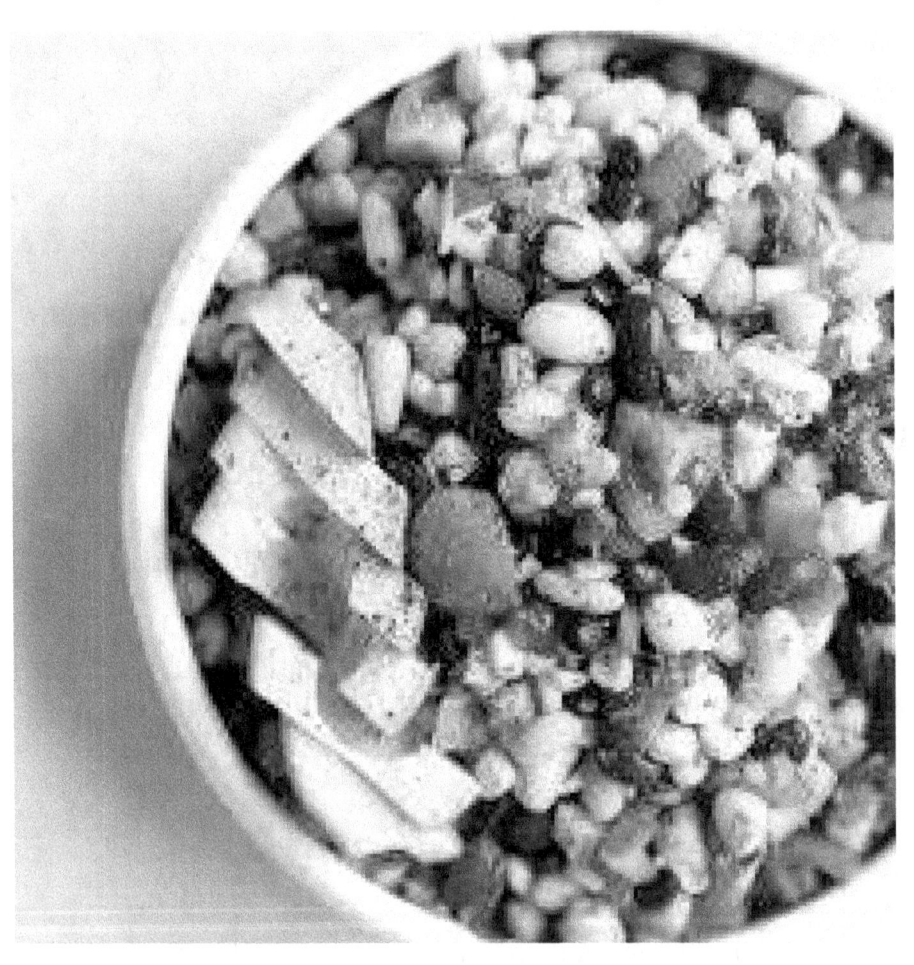

Ensalada de lentejas beluga con hierbas

(Listo en unos 20 minutos + tiempo de enfriamiento | Porciones 4)

Por porción: Calorías: 364; Grasas: 17 g; Carbohidratos: 40,2 g; Proteínas: 13,3 g

Ingredientes

1 taza de lentejas rojas

3 tazas de agua

1 taza de tomates uva, cortados por la mitad

1 pimiento verde, sin semillas y cortado en cubitos

1 pimiento morrón rojo, sin semillas y cortado en cubitos

1 ají rojo, sin semillas y cortado en cubitos

1 pepino en rodajas

4 cucharadas de chalotas picadas

2 cucharadas de perejil fresco picado

2 cucharadas de cilantro fresco, picado

2 cucharadas de cebolletas frescas, picadas

2 cucharadas de albahaca fresca, picada

1/4 taza de aceite de oliva

1/2 cucharadita de semillas de comino

1/2 cucharadita de jengibre picado

1/2 cucharadita de ajo picado

1 cucharadita de sirope de agave

2 cucharadas de jugo de limón fresco

1 cucharadita de ralladura de limón

Sal marina y pimienta negra molida, al gusto

2 onzas de aceitunas negras, sin hueso y cortadas por la mitad

Direcciones

Agregue las lentejas marrones y el agua a una cacerola y deje hervir a fuego alto. Luego, baje el fuego a fuego lento y continúe cocinando durante 20 minutos o hasta que estén tiernos.

Coloca las lentejas en una ensaladera.

Agregue las verduras y las hierbas y revuelva para combinar bien. En un tazón, bata el aceite, las semillas de comino, el jengibre, el ajo, el sirope de agave, el jugo de limón, la ralladura de limón, la sal y la pimienta negra.

Adereza tu ensalada, decora con aceitunas y sirve a temperatura ambiente. ¡Buen provecho!

Ensalada de frijoles italianos

(Listo en aproximadamente 1 hora + tiempo de enfriamiento | Porciones 4)

Por porción: Calorías: 495; Grasas: 21,1 g; Carbohidratos: 58,4 g; Proteínas: 22,1 g

Ingredientes

3/4 de libra de frijoles cannellini, remojados durante la noche y escurridos

2 tazas de floretes de coliflor

1 cebolla morada, finamente rebanada

1 cucharadita de ajo picado

1/2 cucharadita de jengibre picado

1 chile jalapeño, picado

1 taza de tomates uva, cortados en cuartos

1/3 taza de aceite de oliva extra virgen

1 cucharada de jugo de lima

1 cucharadita de mostaza de Dijon

1/4 taza de vinagre blanco

2 dientes de ajo, prensados

1 cucharadita de mezcla de hierbas italianas

Sal kosher y pimienta negra molida, para sazonar

2 onzas de aceitunas verdes, sin hueso y en rodajas

Direcciones

Cubra los frijoles remojados con un cambio fresco de agua fría y déjelos hervir. Déjalo hervir durante unos 10 minutos. Encienda el fuego a fuego lento y continúe cocinando durante 60 minutos o hasta que estén tiernos.

Mientras tanto, hierva los floretes de coliflor durante unos 6 minutos o hasta que estén tiernos.

Deje que los frijoles y la coliflor se enfríen por completo; luego, transfiéralos a una ensaladera.

Agregue los ingredientes restantes y revuelva para combinar bien. Pruebe y ajuste los condimentos.

¡Buen provecho!

Tomates Rellenos De Frijoles Blancos

(Listo en unos 10 minutos | Porciones 3)

Por porción: Calorías: 245; Grasas: 14,9 g; Carbohidratos: 24,4 g; Proteína: 5,1 g

Ingredientes

3 tomates medianos, cortar una rodaja fina de la parte superior y quitar la pulpa

1 zanahoria rallada

1 cebolla morada picada

1 diente de ajo pelado

1/2 cucharadita de albahaca seca

1/2 cucharadita de orégano seco

1 cucharadita de romero seco

3 cucharadas de aceite de oliva

3 onzas de frijoles blancos enlatados, escurridos

3 onzas de granos de maíz dulce, descongelados

1/2 taza de totopos, triturados

Direcciones

Coloca los tomates en una fuente para servir.

En un tazón, revuelva los ingredientes restantes para el relleno hasta que todo esté bien combinado.

Rellena los aguacates y sírvelos inmediatamente. ¡Buen provecho!

Sopa de guisantes de ojos negros de invierno

(Listo en aproximadamente 1 hora 5 minutos | Porciones 5)

Por porción: Calorías: 147; Grasas: 6 g; Carbohidratos: 13,5 g; Proteínas: 7,5 g

Ingredientes

2 cucharadas de aceite de oliva

1 cebolla picada

1 zanahoria picada

1 chirivía picada

1 taza de bulbos de hinojo, picados

2 dientes de ajo picados

2 tazas de guisantes de ojo negro secos, remojados durante la noche

5 tazas de caldo de verduras

Sal kosher y pimienta negra recién molida, para sazonar

Direcciones

En una olla, calienta el aceite de oliva a fuego medio-alto. Una vez caliente, sofría la cebolla, la zanahoria, la chirivía y el hinojo durante 3 minutos o hasta que estén tiernos.

Agregue el ajo y continúe salteando durante 30 segundos o hasta que esté aromático.

Agregue los guisantes, el caldo de verduras, la sal y la pimienta negra. Continúe cocinando, parcialmente cubierto, durante 1 hora más o hasta que esté bien cocido.

¡Buen provecho!

Empanadas de frijoles rojos

(Listo en unos 15 minutos | Porciones 4)

Por porción: Calorías: 318; Grasas: 15,1 g; Carbohidratos: 36,5 g; Proteínas: 10,9 g

Ingredientes

12 onzas de frijoles rojos enlatados o hervidos, escurridos

1/3 taza de avena a la antigua

1/4 taza de harina para todo uso

1 cucharadita de levadura en polvo

1 chalota pequeña, picada

2 dientes de ajo picados

Sal marina y pimienta negra molida, al gusto

1 cucharadita de pimentón

1/2 cucharadita de chile en polvo

1/2 cucharadita de hoja de laurel molida

1/2 cucharadita de comino molido

1 huevo de chía

4 cucharadas de aceite de oliva

Direcciones

Coloque los frijoles en un tazón y tritúrelos con un tenedor.

Combine bien los frijoles, la avena, la harina, el polvo de hornear, la chalota, el ajo, la sal, la pimienta negra, el pimentón, el chile en polvo, la hoja de laurel molida, el comino y el huevo de chía.

Forma cuatro hamburguesas con la mezcla.

Luego, calentar el aceite de oliva en una sartén a fuego moderadamente alto. Fríe las hamburguesas durante unos 8 minutos, dándoles la vuelta una o dos veces.

Sirve con tus aderezos favoritos. ¡Buen provecho!

Hamburguesas de guisantes caseras

(Listo en unos 15 minutos | Porciones 4)

Por porción: Calorías: 467; Grasas: 19,1 g; Carbohidratos: 58,5 g; Proteínas: 15,8 g

Ingredientes

1 libra de guisantes, congelados y descongelados

1/2 taza de harina de garbanzo

1/2 taza de harina común

1/2 taza de pan rallado

1 cucharadita de levadura en polvo

2 huevos de lino

1 cucharadita de pimentón

1/2 cucharadita de albahaca seca

1/2 cucharadita de orégano seco

Sal marina y pimienta negra molida, al gusto

4 cucharadas de aceite de oliva

4 bollos de hamburguesa

Direcciones

En un tazón, combine bien los guisantes, la harina, el pan rallado, el polvo de hornear, los huevos de lino, el pimentón, la albahaca, el orégano, la sal y la pimienta negra.

Forma cuatro hamburguesas con la mezcla.

Luego, calentar el aceite de oliva en una sartén a fuego moderadamente alto. Fríe las hamburguesas durante unos 8 minutos, dándoles la vuelta una o dos veces.

¡Sirve en panecillos de hamburguesa y disfruta!

Bolas energéticas de zanahoria

(Listo en unos 10 minutos + tiempo de enfriamiento | Porciones 8)

Por porción: Calorías: 495; Grasas: 21,1 g; Carbohidratos: 58,4 g; Proteínas: 22,1 g

Ingredientes

1 zanahoria grande, zanahoria rallada

1 ½ tazas de avena a la antigua

1 taza de pasas

1 taza de dátiles, compadecidos

1 taza de hojuelas de coco

1/4 de cucharadita de clavo molido

1/2 cucharadita de canela en polvo

Direcciones

En tu procesador de alimentos, pulsa todos los ingredientes hasta que se forme una mezcla pegajosa y uniforme.

Forme bolas iguales con la masa.

Coloque en su refrigerador hasta que esté listo para servir. ¡Buen provecho!

Bocaditos crujientes de camote

(Listo en unos 25 minutos + tiempo de enfriamiento | Porciones 4)

Por porción: Calorías: 215; Grasas: 4,5 g; Carbohidratos: 35 g; Proteínas: 8,7 g

Ingredientes

4 batatas, peladas y ralladas

2 huevos de chía

1/4 taza de levadura nutricional

2 cucharadas de tahini

2 cucharadas de harina de garbanzo

1 cucharadita de chalota en polvo

1 cucharadita de ajo en polvo

1 cucharadita de pimentón

Sal marina y pimienta negra molida, al gusto

Direcciones

Comience precalentando su horno a 395 grados F. Cubra una bandeja para hornear con papel pergamino o tapete Silpat.

Combina bien todos los ingredientes hasta que todo esté bien incorporado.

Enrolle la masa en bolas iguales y colóquelas en su refrigerador durante aproximadamente 1 hora.

Hornee estas bolas durante aproximadamente 25 minutos, dándoles la vuelta a la mitad del tiempo de cocción. ¡Buen provecho!

Guiso de Frijoles Negros y Espinacas

(Listo en aproximadamente 1 hora 35 minutos | Porciones 4)

Por porción: Calorías: 459; Grasas: 9,1 g; Carbohidratos: 72 g; Proteínas: 25,4 g

Ingredientes

2 tazas de frijoles negros, remojados durante la noche y escurridos

2 cucharadas de aceite de oliva

1 cebolla, pelada y cortada por la mitad

1 chile jalapeño, en rodajas

2 pimientos, sin semillas y en rodajas

1 taza de champiñones, rebanados

2 dientes de ajo picados

2 tazas de caldo de verduras

1 cucharadita de pimentón

Sal kosher y pimienta negra molida, al gusto

1 hoja de laurel

2 tazas de espinaca, cortada en trozos

Direcciones

Cubra los frijoles remojados con un cambio fresco de agua fría y déjelos hervir. Déjalo hervir durante unos 10 minutos. Encienda el fuego a fuego lento y continúe cocinando durante 50 a 55 minutos o hasta que estén tiernos.

En una olla de fondo grueso, calienta el aceite de oliva a fuego medio. Una vez caliente, sofría la cebolla y los pimientos durante unos 3 minutos.

Saltea el ajo y los champiñones durante aproximadamente 3 minutos o hasta que los champiñones suelten el líquido y el ajo esté fragante.

Agregue el caldo de verduras, pimentón, sal, pimienta negra, laurel y frijoles cocidos. Déjelo hervir a fuego lento, revolviendo periódicamente, durante unos 25 minutos o hasta que esté bien cocido.

Luego, agregue las espinacas y deje hervir a fuego lento, tapado, durante unos 5 minutos. ¡Buen provecho!

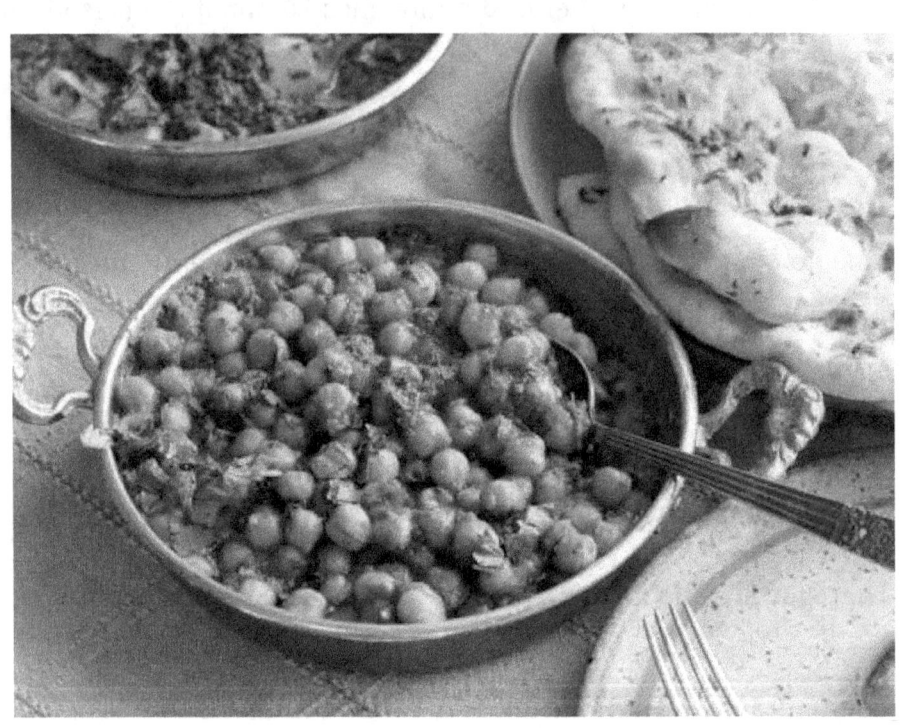

www.ingramcontent.com/pod-product-compliance
Lightning Source LLC
Chambersburg PA
CBHW071818080526
44589CB00012B/837